Hormone natürlich regulieren: Ernährung für einen harmonischen Zyklus

Wie du Menstruationsbeschwerden linderst: PMS, Blähbauch, Cellulite, Wassereinlagerungen & Fressattacken verringerst -

leicht abnehmen ohne Heißhunger
mit der richtigen Ernährung

inkl. 130 auf den Zyklus abgestimmte Rezepte

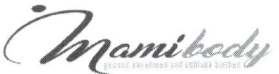

2. Auflage
Copyright © 2020 - Mamibody
Alle Rechte vorbehalten
ISBN: *9798679245693*

Inhaltsverzeichnis

Gratis Abnehm-Guide für Frauen ... 7

Der weibliche Zyklus – was ist das? ... 8
- Was ist der Eisprung? ... 9
- Der Menstruationszyklus ... 10
- Der Menstruationszyklus - Hormone im Überblick ... 11

PMS – das Prämenstruelle Syndrom: Symptome & Linderung ... 19
- PMS – die Anzeichen: körperlich & psychisch ... 19
- Hilfe und Behandlung ... 21
- Tipps gegen PMS ... 22

Die einzelnen Phasen des Zyklus im Überblick ... 25
- 1. Die Follikelphase (Tag 5 - 12) ... 25
- 2. Die Ovulationsphase (Tag 12 – 17) ... 26
- 3. Die Lutealphase (Tag 17 - 28) ... 27
- 4. Die Menstruationsphase (Tag 1 - 5) ... 27
- Der Zykluskalender ... 28

Die richtige Ernährung während der Menstruation ... 29
- Wie beeinflusst die Ernährung die Menstruation? ... 29
- Lebensmittel und deren Auswirkung auf den Zyklus ... 29
- Unterstützung bei Periodenschmerzen ... 34
- Zyklus der Ernährung im Überblick ... 35

Bonus

Einkaufszettel für alle Zyklusphasen ... 36
- Menstruationsphase: ... 36
- Follikelphase ... 40
- Ovulationsphase ... 43
- Lutealphase ... 46

Heißhunger, Blähbauch, Cellulite & Wassereinlagerungen eliminieren ... 48
- Heißhunger ... 48
- Blähbauch ... 50
- Cellulite ... 53
- Wassereinlagerungen ... 55

Rezepte für die Menstruationsphase 58
   Müsli mit Mango ~ 271 kcal 59
   Apfelmus-Frühstücksbrei ~ 422 kcal 60
   Frühstücks-Hüttenkäse ~ 266 kcal 61
   Nussbrot ~ 262 kcal 62
   Dinkelbrötchen ~ 85 kcal 63
   Erdbeer-Mango-Marmelade ~ 38 kcal 64
   Lemon Curd ~ 51 kcal 65
   Thunfisch-Salat ~ 289 kcal 66
   Rucolasalat mit Erdbeeren ~ 97 kcal 67
   Glasnudelsalat ~ 255 kcal 68
   Bunter Eintopf ~ 152 kcal 69
   Kürbissuppe ~ 200 kcal 70
   Zucchini-Auberginen-Eintopf mit Tartar ~ 300 kcal 71
   Rindfleischeintopf ~ 379 kcal 72
   Tomaten-Zucchini-Eintopf ~ 243 kcal 73
   Süße Bruschetta ~ 139 kcal 74
   Lachs mit Spargel ~ 595 kcal 75
   Ratatouille mal anders ~ 457 kcal 76
   Spargelpfanne mit Hähnchen ~ 520 kcal 77
   Chili sin Carne ~ 249 kcal 78
   Reibekuchen mit Apfelmus ~ 404 kcal 79
   Nudeln mit Pesto ~ 566 kcal 80
   Gebratener Kürbis ~ 227 kcal 81
   Müsliriegel ~ 254 kcal 82
   Nusssnack ~ 184 kcal 83
   Kiwi-Birnen-Sorbet ~ 242 kcal 84
   Süßer Fenchel-Salat ~ 132 kcal 85
   Erdbeersirup ~ 62 kcal 86
   Hafer-Cookies ~ 136 kcal 87
   Kokosmakronen ~ 140 kcal 88
   Cantuccini ~ 76 kcal 89
   Mandel-Möhren-Muffins ~ 165 kcal 90
   Walnuss-Brownies ~ 227 kcal 91
   Karotten-Würfel ~ 140 kcal 92

Rezepte für die Follikelphase ... 93
   Tofu mit Pilzen ~ 276 kcal ... 94
   Tomatenaufstrich ~ 248 kcal ... 95
   Zitrusmarmelade ~ 187 kcal ... 96
   Himbeerjoghurt ~ 417 kcal ... 97
   Vanilleporridge ~ 249 kcal ... 98
   Grießbrei mit Himbeeren ~ 146 kcal ... 99
   Orangener Smoothie ~ 141 kcal ... 100
   Avocado-Erdbeer-Salat ~ 619 kcal ... 101
   Gurkensalat ~ 99 kcal ... 102
   Tomaten-Salat mit Tofu ~ 145 kcal ... 103
   Reissalat ~ 474 kcal ... 104
   Linsensalat ~ 589 kcal ... 105
   Kartoffelsuppe mit Tofu ~ 267 kcal ... 106
   Brokkolisuppe ~ 499 kcal ... 107
   Fruchtige Zucchinisuppe ~ 193 kcal ... 108
   Spinatbällchen ~ 242 kcal ... 109
   Gebackene Zucchini mit Cashew-Dip ~ 421 kcal ... 110
   Gemüsepfanne mit mariniertem Tofu ~ 453 kcal ... 111
   Linsennudeln mit Pesto ~ 764 kcal ... 112
   Curry-Tofu-Pfanne mit Kokos ~ 308 kcal ... 113
   Spargelpfanne mit Hähnchen ~ 520 kcal ... 114
   Putenschnitzel ~ 251 kcal ... 115
   Reisnudeln mit Knoblauch und Tofu ~ 469 kcal ... 116
   Zitronenbuttermilch mit Erdbeeren ~ 107 kcal ... 117
   Mousse au Matcha ~ 78 kcal ... 118
   Erdbeerbällchen ~ 107 kcal ... 119
   Fruchtige-Waffeln mit Mangospiegel ~ 124 kcal ... 120
   Gebrannte Mandeln und Nüsse ~ 372 kcal ... 121
   Fruchtsalat ~ 344 kcal ... 122
   Gebackene Birne ~ 163 kcal ... 123
   Schoko-Nuss-Bällchen ~ 101 kcal ... 124
   Tofu-Erdbeer-Creme ~ 86 kcal ... 125

Rezepte für die Ovulationsphase 126
   Kiwi-Papaya-Creme ~ 116 kcal 127
   Lauwarmer Obst-Joghurt ~ 210 kcal 128
   Amaranthbrei ~ 396 kcal 129
   Quarkbrot ~ 69 kcal 130
   Birnenmüsli ~ 624 kcal 131
   Fenchelsalat ~ 140 kcal 132
   Blumenkohlsalat ~ 213 kcal 133
   Avocado-Tomaten-Salat ~ 334 kcal 134
   Apfel-Sellerie-Salat ~ 241 kcal 135
   Kartoffel-Brokkoli-Salat ~ 371 kcal 136
   Quinoa-Gemüse-Salat ~ 276 kcal 137
   Topinambursuppe ~ 232 kcal 138
   Kartoffel-Sauerampfer-Suppe ~ 164 kcal 139
   Minestrone ~ 215 kcal 140
   Kartoffelsuppe ~ 261 kcal 141
   Tomaten mit Avocado-Füllung ~ 251 kcal 142
   Gefüllte Paprika mit Quinoa ~ 624 kcal 143
   Spargel-Frittata ~ 282 kcal 144
   Lachs mit Spargel ~ 595 kcal 145
   Süßkartoffelpfannkuchen ~ 169 kcal 146
   Seelachs in Dillsauce ~ 270 kcal 147
   Avocado mit Aprikosenchutney ~ 554 kcal 148
   Möhrenreibekuchen ~ 477 kcal 149
   Joghurtdrops ~ 127 kcal 150
   Aprikosen-Dattel-Creme ~ 193 kcal 151
   Heidelbeer-Mandel-Creme ~ 371 kcal 152
   Mango-Pfirsich-Carpaccio mit Dressing ~ 155 kcal 153
   Schokocreme ~ 365 kcal 154
   Beeren-Kokos-Pudding ~ 330 kcal 155
   Mandelpudding ~ 277 kcal 156
   Mango-Maracuja-Joghurt ~ 169 kcal 157

Rezepte für die Lutealphase ... 158
- Nussmüsli ~ 419 kcal ... 159
- Mandelporridge ~ 386 kcal ... 160
- Erdbeer-Joghurt Müsli ~ 269 kcal ... 161
- Müsli mit Kiwi und Walnüssen ~ 243 kcal ... 162
- Früchtejoghurt ~ 135 kcal ... 163
- Bananen-Karottenbrei ~ 419 kcal ... 164
- Kokos-Aprikosenporridge ~ 542 kcal ... 165
- Herzhafter Fruchtsalat ~ 113 kcal ... 166
- Pak Choi-Papaya-Salat ~ 186 kcal ... 167
- Gartensalat ~ 196 kcal ... 168
- Sommersüppchen ~ 157 kcal ... 169
- Bärlauchsuppe ~ 61 kcal ... 170
- Ananas-Linsensuppe ~ 268 kcal ... 171
- Tomatensuppe ~ 205 kcal ... 172
- Wraps mit Spargel-Schinken-Füllung ~ 600 kcal ... 173
- Tomaten-Brokkoli-Auflauf ~ 153 kcal ... 174
- Erbsenpüree mit Paprikastreifen ~ 326 kcal ... 175
- Süßkartoffel-Mangold-Curry ~ 588 kcal ... 176
- Kürbis-Weißkohl-Eintopf Curry ~ 353 kcal ... 177
- Linsen-Spinat-Pfanne ~ 355 kcal ... 178
- Gewürzte Nüsse ~ 347 kcal ... 179
- Aubergine mit Sonnenblumenkerndip ~ 447 kcal ... 180
- Süße Bruschetta ~ 139 kcal ... 181
- Rohkost mit Zaziki-Dip ~ 119 kcal ... 182
- Sommerliches Carpaccio ~ 130 kcal ... 183
- Banane im Schokomantel ~ 269 kcal ... 184
- Milchreis ~ 497 kcal ... 185
- Nicecream ~ 72 kcal ... 186
- Gebratene Banane ~ 210 kcal ... 187
- Erdnusstoast mit Heidelbeeren ~ 172 kcal ... 188
- Brownies ~ 111 kcal ... 189
- Himbeer-Bananen-Eis ~ 128 kcal ... 190
- Bananenpudding mit Cashewpüree ~ 472 kcal ... 191

Schlusswort ... 192

Gratis Abnehm-Guide für Frauen

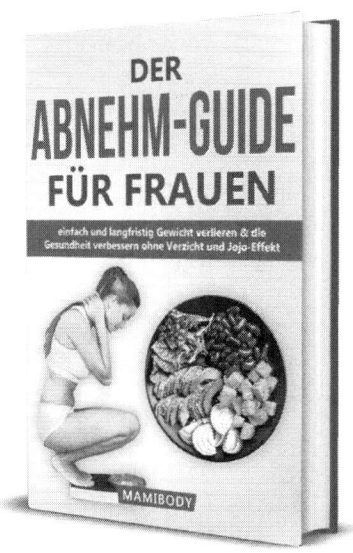

Habt ihr Interesse euch das **gratis Ebook** Rund um das Thema

„einfach und langfristig Gewicht verlieren
& die Gesundheit verbessern
ohne Verzicht und Jojo-Effekt"

zu holen?

Dann schaut einfach auf meiner Homepage vorbei:

https://mamibody.de/gratis-abnehm-guide-zy4/

Der weibliche Zyklus – was ist das?

Für jede Frau ist ihr Zyklus etwas ganz Individuelles - jede Frau erlebt ihn anders. Das liegt vor allem an dem Zusammenspiel der verschiedenen Hormone während des Zyklus. Während dieser Zeit wechseln sich die Hormone in unterschiedlicher Weise ab. Dies wird von jeder Frau sehr unterschiedlich wahrgenommen und wirkt sich anders aus.
So hat die eine Frau keine Probleme während ihres Zyklus, die andere hat immer wieder mit Stimmungsschwankungen, spannenden Brüsten oder ähnlichem zu kämpfen. Dies lässt erkennen, dass so unterschiedlich Frauen sind, so unterschiedlich ist auch ihr Zyklus.

Ein normaler Zyklus bewegt sich zwischen 25 und 35 Tagen. Die Durchschnittsfrau hat eine Zykluslänge von 28 Tagen. Während dieser Zeit baut sich die Gebärmutterschleimhaut auf und bereitet sich auf eine mögliche Schwangerschaft vor. Die Gebärmutterschleimhaut muss sich aufbauen, damit sich eine Eizelle, die während eines Zyklus in den Eierstöcken herangereift und durch die Eileiter in die Gebärmutter gewandert ist einnisten und es so zu einer Schwangerschaft kommen kann.

Jede Frau besitzt bereits bei ihrer Geburt die Anzahl an Eizellen, die ihr im Laufe ihres Lebens zur Verfügung stehen Dabei ist die Anzahl ebenfalls von Frau zu Frau unterschiedlich. Die eine verfügt über mehr, die andere über weniger Eizellen. Die Eizellen sind in den Eierstöcken in sogenannten Follikeln, kleine Bläschen, eingeschlossen. Kommt ein Mädchen in die Pubertät, so sorgen verschiedene Hormone dafür, dass der erste Follikel in den Eierstöcken heranreift und die Eizelle freigegeben wird.

Hormone, die im Körper hergestellt werden, regeln die verschiedensten Prozesse. So auch den Monatszyklus. Zudem sind die Hormone dafür verantwortlich, dass ein Eisprung stattfindet. Auch die Körpertemperatur wird durch Hormone geregelt.

Was ist der Eisprung?

Der Eisprung ist der Zeitraum im Monat, um den herum eine Frau schwanger werden kann. Zu diesem Zeitpunkt springt der Leitfollikel, das Ei löst sich aus dem Eibläschen, wandert in den Eierstock und von dort aus in die Gebärmutter. In dieser Zeit, wenn das Ei in den Eierstock wandert, ist es für 12-24 Stunden befruchtungsfähig.

Je nachdem, wie lange der Zyklus der Frau ist, findet der Eisprung früher oder später im Zyklus statt. Bei einem Zyklus von 25 Tagen, findet er ungefähr an Tag 9 statt. Bei einem Zyklus von 28 Tagen um den 14. Zyklustag. Den Tag des Eisprungs nennt man auch **Ovulation**. Bekommt ein Mädchen während ihrer Pubertät das erste Mal eine Regelblutung, findet der Eisprung ab diesem Zeitpunkt normalerweise regelmäßig einmal monatlich statt.

Jede Frau wird mit einer bestimmten Anzahl an Eibläschen geboren, die im Laufe der Zeit auf Grund der monatlichen Regelblutung immer weiter gemindert wird, bis es zu dem einen Zeitpunkt kommt, an dem sich keine Eier mehr in den Eierstöcken befinden.

Diese Zeit, die dann folgt, nennt man auch **Menopause**. Auch die Qualität der befruchtungsfähigen Eier sinkt mit dem Alter der Frau. Deshalb kommen Fehlgeburten oder Kinder mit Gendefekten häufiger vor, je älter die Frau wird.

Auch kann es mit höherem Alter vorkommen, dass ein Eisprung ausbleibt bzw. nicht mehr regelmäßig stattfindet. Das Schwanger werden wird so mit zunehmendem Alter immer schwieriger.

Der Menstruationszyklus

Wie bereits erwähnt, baut sich während eines Zyklus die Schleimhaut in der Gebärmutter auf, um sich auf eine mögliche Schwangerschaft einzustellen. In den Eierstöcken reift eine Eizelle heran, die zum Zeitpunkt des Eisprungs durch die Eileiter in die Gebärmutter wandert. Während dieser Zeit kann das Ei durch den Samen des Mannes befruchtet werden. Wird die Eizelle nicht befruchtet, dann stirbt sie ab.

Zum Ende des Zyklus öffnet sich die Gebärmutter und die oberste Schicht der Schleimhaut wird abgestoßen. Um dies zu ermöglichen, ziehen sich die Muskeln der Gebärmutter unregelmäßig zusammen und entspannen sich dann wieder. Dadurch lockert sich das Gewebe und die Schleimhaut kann zusammen mit etwas Blut aus der Scheide fließen. Diese Blutung wird auch Regelblutung, Periode oder Menstruation genannt. Die Blutung am Ende des Zyklus zeigt dabei an, dass dieser Zyklus vorbei ist und ein neuer begonnen hat. Die Regelblutung dauert bei den meisten Frauen zwischen drei und fünf Tagen. Der erste Tag der Regelblutung ist dabei der erste Tag des neuen Zyklus.

Während der Regelblutung verliert eine Frau zwischen 20 bis 60 Milliliter Blut. Mit Beginn der Wechseljahre werden die Regelblutungen meist unregelmäßiger und hören im Alter von ungefähr 51 Jahren dann komplett auf. Diese letzte Regelblutung wird auch Menopause genannt.

Ein genauer Zeitpunkt, an dem die **Menopause** einsetzt, kann aber auch nicht aussagekräftig genannt werden, denn auch er ist von Frau zu Frau unterschiedlich. Wann die Menopause einsetzt, liegt wohl an dem Vorrat der Follikel, die jede Frau in sich trägt. Bis zum Alter von 40 Jahren nimmt dieser Vorrat stetig ab. Nach diesem Alter sinkt die Follikelanzahl rapide, bis dann zum Schluss kein Follikel mehr heranreift und die Menopause einsetzt.

Der Menstruationszyklus - Hormone im Überblick

- **Östrogen**

Östrogene sind weibliche Hormone. Sie sind wichtig während des Zyklus und vor allem bei einer Schwangerschaft. Gebildet werden Östrogene hauptsächlich in den Eierstöcken, zudem in der Plazenta und der Nebennierenrinde. Dabei regt das follikelstimulierende Hormon, kurz FSH, der Hypophyse die Bildung von Östrogen an. In einem geringen Maße kommen Östrogene auch beim männlichen Geschlecht vor, dort werden sie im Hoden gebildet. Zudem wirken die Hormone auf die Knochenbildung und den Stoffwechsel.

Östrogene werden auch Estrogene genannt und sind der Oberbegriff für folgende weiblichen Hormone: Östradiol, Östriol, Ostron. Während des Zyklus sind die Östrogene dafür verantwortlich, dass der Follikel, also das unbefruchtete Ei mit dem umgebenden Gewebe, in den Eierstöcken reift. Um den Zeitpunkt des Eisprungs sind diese Hormone dafür zuständig, dass der Schleimpfropf im Gebärmutterhals sich verändert und die Spermien so besser hindurch kommen. Auch beim Aufbau der Gebärmutterschleimhaut sind sie beteiligt. Außerdem beeinflussen sie das Wachstum des Gewebes in der Brust.

Östrogene verringern den Knochenabbau im Körper und erhöhen die Konzentration des guten Cholesterins HDL. Auch Wassereinlagerungen können durch Östrogene hervorgerufen werden.

In der Leber werden Östrogene, vor allem das Östradiol sehr schnell abgebaut, weshalb eine Einnahme in Tablettenform nicht geeignet ist. In der Pille ist das Östrogen chemisch etwas anders aufgebaut, damit dieses nicht zu schnell abgebaut wird.

Während der ersten Zyklushälfte steigt vor allem das Östradiol im Körper an, besonders kurz vor dem Eisprung ist der Anstieg sehr stark. Durch den Anstieg des Östrogens, steigt auch das luteinisierende Hormon, auch LH genannt, sprunghaft an und löst dadurch den Eisprung aus. Bereits während des Eisprungs nimmt die Östrogenkonzentration w eder stark ab, es sei denn, es ist eine Schwangerschaft eingetreten, denn dann steigt die Östrogenkonzentration auch weiter stark an. Während einer Schwangerschaft werden die Östrogene hauptsächlich in der Plazenta produziert. Am Ende der Schwangerschaft ist der Östrogenwert am höchsten.

Probleme mit dem Östrogenwert gibt es dann, wenn eine Funktionsstörung des Hypophysenvorderlappens oder der Eierstöcke besteht. Diese Störung bedingt, dass zu wenig Östrogen produziert wird, ein Eisprung kann auf Grund dessen ausbleiben, eine Schwangerschaft nur schwer möglich werden.

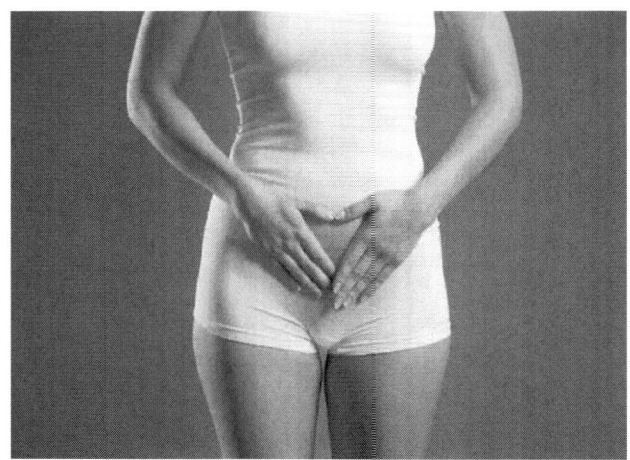

- **Progesteron**

Progesteron wird auch Gelbkörperhormon oder Corpus-luteum-Hormon genannt und ist wichtig für den Zyklus sowie die Aufrechterhaltung einer eingetretenen Schwangerschaft. Es ist das Hormon, dass der Gebärmutter dabei hilft, sich auf eine mögliche Schwangerschaft einzurichten und diese aufrecht zu erhalten. Gebildet wird es in den Eierstöcken. Dabei wird die Produktion von Progesteron durch das luteinisierende Hormon angeregt.

Erst nach dem Eisprung beginnt die Eihülle des Follikels, auch Gelbkörper genannt, mehr Progesteron zu bilden. Dieses sorgt dafür, dass sich die Gebärmutterschleimhaut entfaltet und durchblutet wird. Dies ist besonders wichtig für die Einnistung eines befruchteten Eis. Während dieser Phase kann man eine Steigung der Körpertemperatur feststellen. Progesteron soll die Beweglichkeit der Spermien fördern, damit diese besser in die Eizelle eindringen und diese befruchten können.

Ist eine Schwangerschaft eingetreten, wird in den nächsten Wochen auch weiterhin im Gelbkörper Progesteron gebildet, danach, ungefähr ab der 12. Schwangerschaftswoche, übernimmt die Plazenta die Bildung von Progesteron. Ist eine Schwangerschaft nicht eingetreten, bildet sich der Gelbkörper zurück und es wird immer weniger Progesteron gebildet, bis es dann zur Menstruation kommt.

Besteht eine sogenannte Corpus-luteum-Insuffizienz, dann produziert der Gelbkörper zu wenig Progesteron und es kann dazu kommen, dass der Zyklus sich verkürzt und eine Schwangerschaft ausbleibt. Ob eine Gelbkörperschwäche besteht, lässt sich bei Frauenarzt durch zwei oder drei Blutabnahmen im Abstand von drei bis vier Tagen nach dem Eisprung feststellen.

- **Testosteron / Androgene**

Testosteron ist das wichtigste Geschlechtshormon des Mannes. Gebildet wird es vor allem in den Hoden. Aber auch bei Frauen kommt Testosteron im geringen Maße im Körper vor. Hier wird es in den Eierstöcken und in der Nebennierenrinde gebildet. Hauptsächlich zuständig ist Testosteron bei der Samenproduktion, bei der Entwicklung der männlichen Geschlechtshormone und bei der Entwicklung der männlichen Lust.

Bestehen Störungen der Nebennieren, in der das Testosteron hauptsächlich gebildet wird, kann es bei Frauen unter anderem zur Störung der sexuellen Entwicklung oder Vermännlichungserscheinungen kommen. Zudem können Wachstumsstörungen vorkommen. Bei einer Störung kann es auch dazu kommen, dass die Menstruation aufbleibt. Auch der Haarwuchs ist vermindert und das Brustwachstum gehemmt. Eine besondere Form der Störung kann bei Frauen mit Adipositas vorkommen. Hier können sich zystische Veränderungen an den Eierstöcken bilden, was auch als PCO-Syndrom oder auch polyzystisches Ovarsyndrom bezeichnet wird.

- **Insulin**

Insulin ist ein sehr wichtiges Hormon, besonders für den Stoffwechsel. Dabei ist es das einzige Hormon, das den Blutzucker im Körper senken kann. Es ist dafür verantwortlich, die Glukose aus dem Blut in die Zellen im Körper zu transportieren.

Mit Hilfe von Insulin erhalten die Zellen ihren Treibstoff. Die Bauchspeicheldrüse speichert dafür immer einen Vorrat, der ca. drei Tage anhält und schnell zur Verfügung steht, wenn es benötigt wird.

Insulin wird in erster Linie für die Muskeln, die Nieren, die Leber und das Fettgewebe benötigt. Wird die Glukose nicht sofort von den Körperzellen benötigt, wird diese in der Leber und der Muskulatur gespeichert. Die überschüssige Glukose, die in der Leber gespeichert wird, wird dann in Fett umgewandelt und es kann Übergewicht entstehen.

Im schlimmsten Fall kann dann ein **Diabetes Typ 2 entstehen**. Produziert die Bauchspeicheldrüse kein Insulin, spricht man von einem Diabetes Typ 1.

Gerade Frauen mit Diabetes müssen während des Zyklus ganz besonders auf sich achtgeben. Denn während des Zyklus gehen die Blutzuckerwerte auf und ab. So benötigt man während der ersten Zyklushälfte im Normalfall nur eine geringe Menge Insulin, der dann allerdings kurz vor der Regelblutung schnell ansteigt und dann wieder rapide sinkt. Zudem kann es bei Frauen mit Diabetes dazu kommen, dass sie während der Regel mit starken Schmerzen zu kämpfen haben. Auch kann ihre Periode länger und stärker ausfallen.

Vor allem auf Grund des sich stark ändernden Insulinbedarfs ist es besonders wichtig, immer die Blutzuckerwerte im Blick zu behalten, damit eine Über- oder Unterzuckerung vermieden werden kann. Um herauszufinden, ob die Geschlechtshormone für die Schwankungen während des Zyklus verantwortlich sind, kann es empfehlenswert sein, einige Zyklen lang den Zyklus und die Zuckerwerte aufzuschreiben, so lässt sich dies leicht feststellen.

Besonders wirken die Hormone Progesteron und Östrogen auf den Blutzuckerstoffwechsel. Dabei tritt durch Östrogen eine Verbesserung der Insulinempfindlichkeit ein, durch Progesteron eher eine Verschlechterung. So lassen sich dann auch die Schwankungen des Blutzuckerspiegels während des Zyklus erklären. Allerdings beeinflussen diese Hormone den Blutzuckerspiegel nicht bei jeder Frau gleich. Die eine benötigt mehr Insulin, bei der anderen reicht die normale Dosis.

- **Schilddrüsenhormone**

Die Schilddrüse hat ihren Sitz im Bereich des Halses und weist eine Schmetterlingsform auf. Dabei hat die Schilddrüse und besonders die Hormone der Schilddrüse, einen **großen Einfluss auf unser körperliches Befinden**. Befinden sie die Hormone, die die Schilddrüse produziert im Ungleichgewicht, ist dieses meist nicht auf den ersten Blick zu erkennen. Häufig vergeht eine lange Zeit, bis eine eindeutige Diagnose gestellt werden kann.

Etwa 5-10 % aller Frauen im gebärfähigen Alter leiden z.B. am polyzystischen Ovarsyndrom, kurz PCOS. Dabei tritt dieses Syndrom häufig bei Frauen auf, die an Hashimoto-Thyreoiditis leiden, eine chronische Entzündung der Schilddrüse, die sehr häufig zu einer Unterfunktion der Schilddrüse führt.

Schon kleinste Veränderung hin zu einer Unter- oder Überfunktion der Schilddrüse können zu großen Störungen des Zyklus führen. Dies kann sogar dazu führen, dass eine erwartete Schwangerschaft ausbleibt.

Die Schilddrüsenhormone steuern alle wichtigen Vorgänge im menschlichen Körper. Hierzu zählt u.a. auch die Fruchtbarkeit. Schilddrüsen- und Sexualhormone (z.B. Östrogen) sind sehr eng miteinander verbunden. Sind die Schilddrüsenhormone durcheinander, kann es dazu kommen, dass die Eizellreifung negativ beeinflusst wird, genauso wie der Zyklus. Zudem kann eine Überfunktion in den ersten drei Monaten einer Schwangerschaft häufiger zu einer Fehlgeburt führen.

- **Cortisol**

Cortisol ist auch ein Steroidhormon, welches im Körper viele Funktionen übernimmt. Vermehrt wird Cortisol dann ausgeschüttet, wenn man unter Anstrengung oder Stress leidet. Daher nennt man Cortisol auch das Stresshormon. Ohne Cortisol wäre der menschliche Körper nicht im Stande zu überleben.

Cortisol ist dafür verantwortlich, dass der Körper mit Energie versorgt wird. Zudem schützt es die Ressourcen des Körpers dadurch, dass es bei Stress den Energieverbrauch senkt. Daher kann es sein, dass man trotz einer Diät nicht abnimmt. Schüttet der Körper zu viel Cortisol aus, dann spricht man von einem Hypercortisolismus, die starken Beschwerden verursachen und die Gesundheit dauerhaft beeinträchtigen kann.

Ein Überschuss an Cortisol macht sich vor allem dadurch bemerkbar, dass man häufig erschöpft ist, der Blutdruck zu hoch ist, man depressive Verstimmungen hat, die Wundheilung schlechter ist und man Hautprobleme bekommt und auch die Regelblutung kann hierdurch unregelmäßig werden oder sogar ausbleiben.

Daher ist es sehr wichtig bei einem Überschuss an Cortisol, diesen schnell wieder zu senken. Ob ein Überschuss besteht, kann man ganz leicht durch eine Blutuntersuchung feststellen. Je nachdem, was der Grund für einen Überschuss ist, sollte diesem entgegengewirkt werden, z. B. durch gezielte Entspannungstechniken, Medikamenten oder Operationen.

- **Leptin**

Leptin ist gerade für Menschen, die Abnehmen wollen, ein sehr wichtiges Hormon, denn es gilt als natürlicher Appetitzügler. Leptin wird insbesondere in den Fettzellen des Körpers produziert, aber auch im Knochenmark, der Magenschleimhaut, der Skelettmuskulatur oder Teilen des Gehirns und soll das Hungergefühl dadurch verringern, dass die Fettzellen durch das Leptin signalisieren, dass sie voll und somit satt sind. Dabei dockt das Leptin an bestimmten Rezeptoren im Hypothalamus, einem Teil des Zwischenhirns an und schüttet dann Hormone aus, die den Appetit zügeln.

Auch für Menschen mit Diabetes Typ 1 kann Leptin helfen, denn es soll die Glucose Verwertung stimulieren. Es besitzt also eine Wechselwirkung mit Insulin. Zudem kann Leptin zu einer Erhöhung des Blutdrucks, der Herzfrequenz und der Wärmeentwicklung in den Zellen führen. Zudem kann ein hoher Leptin Spiegel dazu führen, dass der Bewegungsdrang nachlässt.

Leptin wurde eine ganze Zeit lang als Appetitzügler bei der Behandlung von Adipositas (Fettleibigkeit) eingesetzt, bis man feststellte, dass die meisten Patienten einen hohen Spiegel Leptin im Blut aufwiesen. Es wird daher davon ausgegangen, dass diese Menschen eine Leptin-Resistenz entwickelt haben und eine Wirkung ausbleibt. Ein Sättigungsgefühl stellt sich nicht ein.

Durch bestimmte Lebensmittel, z.B. frittiertes oder karamellisiertes, kann es dazu kommen, dass sich Entzündungen im Gehirn entwickeln und Leptin seine Wirkung nicht mehr entfalten kann. Das Hungergefühl bleibt auch weiterhin bestehen und dadurch kann es zu einer Fettleibigkeit kommen. Allerdings ist derzeit noch nicht nachgewiesen, dass z.B. eine Leptin-Resistenz für Adipositas verantwortlich ist.

PMS – das Prämenstruelle Syndrom: Symptome & Linderung

Das Prämenstruelle Syndrom, kurz PMS, bezeichnet einen Komplex aus physischen und psychischen Beschwerden, die regelmäßig einige Tage (4-14 Tage) vor der nächsten Regelblutung einsetzen. Dabei sind die Beschwerden so verschieden, wie die Frauen, die hiermit zu kämpfen haben. Frauen im höheren Alter, ab ca. 35 Jahren, leiden dabei häufiger an PMS als jüngere Frauen. Sobald die Regelblutung eingesetzt hat, sind diese Beschwerden auch wieder verschwunden.

PMS – die Anzeichen: körperlich & psychisch

Es gibt einige Anzeichen, die auf PMS hinweisen, so gibt es an körperlichen Symptomen u. a.

- Brustspannen
- Müdigkeit
- Wassereinlagerungen
- Abgeschlagenheit
- Kopf-, Bauch- und Rückenschmerzen
- Blähungen und Verstopfung

an psychischen Beschwerden können auftreten:

- Reizbarkeit
- Antriebslosigkeit
- Schlafstörungen
- Stimmungsschwankungen
- depressive Verstimmungen
- Ängstlichkeit
- Konzentrationsprobleme

Dabei ist das PMS nicht bei jeder Frau in der gleichen Weise ausgeprägt. So haben manche Frauen keine bis wenig Beschwerden vor der Regelblutung, andere haben schwer mit den auftretenden Beschwerden zu kämpfen. Ungefähr 5 % der Frauen leiden an starken Beschwerden, so dass es zu Konflikten in Privat- und Berufsleben kommen kann. Eine schwere Form der PMS gilt als psychische Erkrankung und wird bezeichnet als prämenstruelle dysphorische Störung, kurz PMDS.

Etwa 75 % der Frauen im gebärfähigen Alter leiden unter Symptomen von PMS, insbesondere Frauen im Alter ab 35 Jahren. Dabei sind normal gewichtige Frauen häufig weniger betroffen als übergewichtige.

Wodurch PMS hervorgerufen wird, ist bis heute noch nicht ganz geklärt. Es ist aber davon auszugehen, dass mehrere Gründe für eine Erkrankung verantwortlich sind.

Dabei sind Auslöser höchstwahrscheinlich die Hormonschwankungen während des Zyklus. Östrogen und Progesteron geraten in ein Ungleichgewicht und es entsteht ein PMS. Allerdings kann auch eine psychische Erkrankung, z. B. Depression, hierzu führen. Auch eine falsche Ernährung und an Mangel an Bewegung können ein PMS begünstigen.

Um herauszufinden, ob ein PMS besteht, sollte zunächst der Arzt (Gynäkologe) aufgesucht werden. Dieser wird ein Anamnesegespräch durchführen und die Beschwerden aufnehmen. Anschließend erfolgt eine körperliche Untersuchung, um andere Ursachen auszuschließen, z. B. eine Schilddrüsenunterfunktion. Zudem wird eine Blutabnahme erfolgen, um den Hormonspiegel zu bestimmen und so ein Ungleichgewicht zu erkennen.

Hilfe und Behandlung

Wie genau das prämenstruelle Syndrom behandelt wird, hängt vor allem davon ab, wie stark es ausgeprägt ist. In leichten Fällen ist meist keine Behandlung notwendig. Es wird lediglich angeraten, auf genug Schlaf, ausreichend Bewegung und eine ausgewogene Ernährung zu achten. Auch Entspannungsmaßnahmen können hilfreich sein. Hier wären Möglichkeiten u.a. heiße Bäder, Massagen, Spaziergänge, Yoga, Meditation, Radfahren.

Bei schweren Ausprägungen kann eine medikamentöse Therapie notwendig werden. Hier wird der Arzt dann beispielweise ein pflanzliches Präparat aus:

- Mönchspfeffer
- Keuschlammextrakt
- Johanniskraut
- Wolfstrapp

Verschreiben oder anraten **Nahrungsergänzungsmittel wie Vitamin-B, Magnesium und Kalzium** zu sich zu nehmen.

Bei starken Schmerzen kann Ibuprofen helfen. Wassereinlagerungen können mit Diuretika behandelt werden. Gegen Stimmungsschwankungen oder depressiven Verstimmungen kann ein Antidepressivum vom Arzt verschrieben werden. Auch eine hormonelle Therapie mit der Anti-Baby-Pille oder anderen Hormonpräparaten wäre möglich, um das Hormongleichgewicht wiederherzustellen.

Tipps gegen PMS

Es gibt einige Dinge, die bei PMS-Beschwerden helfen können. Wichtig ist es, auf seinen Körper zu hören und die Anzeichen nicht zu ignorieren. Die folgenden Tipps können helfen, PMS-Beschwerden zu lindern:

- bei Unterleibsschmerzen hilft **Wärme**. Eine Wärmflasche auf dem Bauch lindert Schmerzen und entkrampft die Muskulatur. Auch Ausdauersport kann Unterleibsschmerzen mindern.

- **gesunde Ernährung**, denn diese kann PMS mindern. Am besten salzarme Speisen verzehren, kein Koffein, kein Alkohol aber viele Vitamine, wie z. B. Magnesium, B-Vitamine und ungesättigte Fettsäuren

- **Magnesium**, denn dieses Vitamin hilft nicht nur gegen Wassereinlagerungen, sondern entspannt auch und das nicht nur bei psychischem Stress, sondern auch bei physischem. Stimmungsschwankungen und Bauchkrämpfe können hiermit gemindert werden.

- **Öle** gegen Bauchkrämpfe und schlechte Laune. Während zuckerhaltige Lebensmittel in der zweiten Zyklushälfte eher gemieden werden sollten, kann bei Fett zugelangt werden und das am besten mit Omega-3-Fettsäuren. Hier empfehlen sich Lein-, Nachtkerzen- und Borretschsamenöl. Öle sind wichtig dafür, dass sich die Gebärmutterschleimhaut besser löst und ihr Abgang nicht zu schmerzhaft ist.

- **Traubensilberkerze**, auch als Cimicifuga oder Zickenkraut bekannt, ist eigentlich für die Beschwerden in den Wechseljahren, kann aber auch Frauen mit PMS sehr gut helfen, denn sie wirkt gegen schlechte Stimmung und innere Unruhe. Dabei greift Traubensilberkerzenkraut in den Serotonin-Stoffwechsel ein und bewirkt so, dass das Glückshomon sich länger im Körper hält. Auch gegen Rückenschmerzen, Bauchschmerzen, Blähungen, Durchschlafstörungen und starken Regelblutungen kann es helfen.

- **Mönchspfeffer.** Neben Frauen, die kurz vor der Periode eher zickig werden, gibt es aber auch Frauen, die in ein Tiefes Loch fallen. Diese Frauen fühlen sich antriebslos. Hier hilft Mönchspfeffer, denn es hilft nicht nur gegen Schmerzen während der Periode, sondern auch bei Brustschmerzen, Hunger auf Süßes, depressiver Verstimmung und einem verlängerten Zyklus.

- **Die Hüften kreisen lassen.** Gegen Schmerzen im Unterleib hilft es, einige Minuten die Hüften locker kreisen zu lassen.

- **Avocados, Hülsenfrüchte und Haferflocken** helfen durch das in ihnen enthaltene Vitamin-B6 PMS-Beschwerden zu mindern. Dabei wirken sie positiv auf den Hormonspiegel.

- **Aromawickel.** Dabei wird ein nasses Tuch mit drei Tröpfchen Mellissenöl beträufelt und das Tuch für 15 Minuten auf den Bauch gelegt. Dies wirkt entkrampfend und entspannt zudem.

- Für eine positive Stimmung können zudem die **Ohrmuscheln** drei Minuten lang leicht massiert werden, von oben nach unten.

PMS Protect

Mein persönlicher Tipp gegen PMS Beschwerden ist das „PMS Protect" von MoreNutrion. Es enthält das hochwertigste Extrakt der Mönchspfeffer Pflanze als natürliches Hilfsmittel gegen PMS Symptome
Außerdem unterstützt es zeitgleich Deine natürliche, weibliche Hormonproduktion.

- Effektiv gegen PMS Symptome wie Schmerzen, Heisshunger, Wassereinlagerungen und viele mehr
- Wirkt auf natürliche Weise (im Gegensatz zur Pille)
- Enthält KEINE Hormone
- Unterstützt Deinen Körper
- Enthält zusätzlich nun auch noch ZINK (um noch effektiver zu sein)

https://www.morenutrition.de/pms-protect.html

Rabattcode: Silke10
(10% sparen)

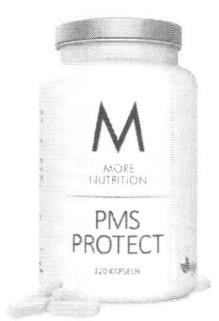

Die einzelnen Phasen des Zyklus im Überblick

Der weibliche Zyklus lässt sich in vier Phasen einteilen. Dabei beginnt der Zyklus mit dem ersten Tag der Menstruation und endet mit dem letzten Tag vor der nächsten Regelblutung. Durchschnittlich dauert ein Zyklus 28 Tage. Schwankungen von ein paar Tagen gelten noch als normal. Die verschiedenen Phasen des Zyklus werden dabei durch die verschiedenen Hormone im Körper beeinflusst. Während des Zyklus reift eine Eizelle in den Eierstöcken heran, wandert nach dem Eisprung in die Gebärmutter, um sich im besten Fall dann dort einzunisten und eine Schwangerschaft hervorzubringen. Dabei finden in jeder Phase des Zyklus unterschiedliche Vorgänge statt:

1. Die Follikelphase (Tag 5 - 12)

Die Follikelphase, auch Reifungsphase, beginnt nach der Menstruationsphase ab dem 5. Tag des Zyklus. Ab diesem Zeitpunkt wird vom Hypothalamus, einem Teil des Zwischenhirns das Hormon GnRH ausgeschüttet, welches die Bildung des follikelstimulierenden Hormons, kurz FSH, stimuliert. Das FSH wird in der Hirnanhangdrüse gebildet. Auf Grund des Hormons reifen in den Eierstöcken zwischen 40 und 100 Eibläschen, auch Follikel genannt, heran und produzieren Östrogen. Dabei entwickelt sich meist nur ein Eibläschen zu einem Leitfollikel, welches dann springt. Entwickeln sich doch einmal mehrere Eibläschen gleichzeitig, dann entstehen meist Mehrlinge.

Ungefähr zur Mitte des Zyklus erreicht der Östrogenanstieg seinen Höhepunkt, der Zervixkanal (Gebärmutterhalskanal) weitet sich und der Zervixschleim bekommt eine klare, wässrige, spinnbare Konsistenz. Dieser Schleim ist für die Spermien gut durchdringbar, das ist besonders wichtig, wenn man eine Schwangerschaft plant.

Auf Grund von unterschiedlichen Zykluslängen variiert der Tag des Eisprungs. So ist der Eisprung bei einem 28-Tage-Zyklus an Tag 14, bei einem 35-Tage-Zyklus an Tag 21. Mit dem Zeitpunkt des Eisprungs endet die Follikelphase.

2. Die Ovulationsphase (Tag 12 – 17)

Durch die erhöhte Ausschüttung von Östrogen kurz vor dem Eisprung, steigt das Hormon LH schnell an. Ebenfalls ist zu diesem Zeitpunkt auch das Progesteron angestiegen. Beide Hormone zusammen bewirken dann ca. 10-12 Stunden später, dass der Eisprung stattfindet.

Der Eisprung bedeutet, dass aus dem Leitfollikel eine reife Eizelle ausgestoßen wird und durch in den Eileiter geleitet wird. Ohne eine rapide Erhöhung des LH, würde kein Eisprung stattfinden. Zudem kann eine Eizelle nur dann von Samenzellen befruchtet werden, wenn der Eisprung erfolgt ist, da ansonsten keine Eizelle in die Eileiter gelangt. Nach dem Eisprung kann die Eizelle ca. 12-24 Stunden lang befruchtet werden.

3. Die Lutealphase (Tag 17 - 28)

Die Lutealphase wird auch Gelbkörperphase genannt. Sie beginnt mit dem Eisprung und dauert bis zum letzten Tag des Zyklus, meist 14-16 Tage.
Die Eibläschenreste, aus denen die Eizelle gesprungen ist, verbleiben im Eierstock und bilden dort den Gelbkörper, auch Corpus luteum genannt. Für einen geringen Zeitraum wird durch den Gelbkörper das Hormon Progesteron gebildet. Dieses sorgt dafür, dass nach dem Eisprung, meist innerhalb von 2 Tagen die Temperatur der Frau ansteigt, und zwar um mindestens 0,3° C. Während der gesamten Lutealphase bleibt die Temperatur der Frau erhöht.
Zusammen mit Östrogen sorgt Progesteron dafür, dass sich die Gebärmutterschleimhaut gut aufbaut und die befruchtete Eizelle sich einnisten kann. Dafür wird die Gebärmutterschleimhaut immer dicker. Nistet sich die Eizelle ein, bleibt die folgende Regelblutung aus. Wird die Eizelle allerdings nicht befruchtet, bildet sich der Gelbkörper zum Ende des Zyklus von allein zurück. Das Progesteron sinkt und löst damit die Regelblutung aus.
Sobald die Regelblutung eingesetzt hat, beginnt ein neuer Zyklus und die Konzentration von Östrogen, LH und FSH steigt wieder an.

4. Die Menstruationsphase (Tag 1 - 5)

In dieser Phase, die eigentlich zur Lutealphase gehört, findet die monatliche Regelblutung der Frau statt, sollte keine Schwangerschaft eingetreten sein. Sie wird auch als **Periode** bezeichnet. Mit dem ersten Tag der Regelblutung beginnt der neue Zyklus. In dieser Phase löst sich Gebärmutterschleimhaut, zersetzt sich und wird mit der Blutung ausgestoßen. Der Hormongehalt von Östrogen und Progesteron sinkt zunächst, denn nur so kann die Gebärmutterschleimhaut abgesondert werden. Diese Phase dauert ca. von Zyklustag 1 bis Zyklustag 4.

Der Zykluskalender

Mit Hilfe eines Zykluskalenders, auch **Menstruationskalender oder Regelkalender** genannt, kann man seinen Zyklus wunderbar im Auge behalten. Durch das Führen eines Zykluskalenders kann man viel über seinen Körper und sich selbst lernen, denn hierin trägst Du alle Erkenntnisse während des Zyklus ein. Sei es deine Empfindungen, Beschwerden, Zwischenblutungen oder ähnliches.

Zykluskalender gibt es in vielen verschiedenen Formen, auch kann man sich diesen sehr leicht selbst erstellen. Man kann ihn digital oder analog führen. Verschiedene Symbole, die man bei einem selbst gefertigten Kalender selbst bestimmen kann, zeigen die verschiedenen Empfindungen und Befindlichkeiten während des Zyklus.

Viele Frauen benutzen einen Zykluskalender zum Planen einer Schwangerschaft oder als Verhütungsmethode. Sobald mein seinen Zyklus wirklich kennt, ist es ganz leicht, seine fruchtbaren Tage zu bestimmen und so richtig zu planen, egal in welche Richtung es gehen soll. Auch der Frauenarzt hat durch das Führen einen Zykluskalenders einen besseren Eindruck und Überblick über mögliche Probleme, die während des Zyklus auftreten und kann entsprechende Maßnahmen in die Wege leiten.

Allerdings ist ein Zykluskalender erst richtig aussagekräftig, wenn er mehrere Monate geführt wurde, da Zyklen auch immer Schwankungen unterliegen.

Die richtige Ernährung während der Menstruation

Zyklusschwankungen, Beschwerden oder gar PMS - die Ernährung nimmt Einfluss auf den gesamten Zyklus. Dies ist vielen Frauen gar nicht bewusst und sie glauben, sie müssten ihr Leben lang mit den Beschwerden zurechtkommen.

Wie beeinflusst die Ernährung die Menstruation?

Regelschmerzen oder Beschwerden während der Menstruation können häufig durch die richtige Ernährung gemildert werden. Dabei wird empfohlen, dass sich Frauen mit Beschwerden während der Regel ausgewogen ernähren.
Wenig Fleisch und Fertigprodukte, dafür mehr Obst und Gemüse. 1,5 bis 2 Liter Wasser pro Tag sollten es zudem sein. Die Ernährung nimmt einen großen Einfluss auf den gesamten Zyklus. Wer allerdings einige Tipps beachtet, kann vielen Schmerzen und Beschwerden entgegenwirken.

Lebensmittel und deren Auswirkung auf den Zyklus

1. Während der **Menstruationsphase (Tag 1 - 5)**:

- **Gesunde Fette** während der Menstruation helfen dabei, dass die Gebärmutterschleimhaut abgebaut und ausgeschieden wird. Enthalten sind sie z. B. in Avocados, Fisch oder Olivenöl.

- **Gegen Blähungen** hilft es, Gemüse vor dem Verzehr zu kochen und kein Salz zum Würzen zu verwenden.

- **Vitamin A**, welches vor allem in Kürbis, Grünkohl, Karotten und Süßkartoffeln zu finden ist, hilft der Leber dabei die produzierten Hormone weiter zu verarbeiten.

- **Gegen Migräne und Krämpfe** während der Menstruation kann Magnesium helfen. Diese findet man vor allem in Nüssen, Kürbis- und Sonnenblumenkernen sowie Hülsenfrüchten.

- Kommt ein **Eisenmangel** während der Menstruation vor, können Eisenquellen wie Fleisch, Kerne, Nüsse, Samen, Hülsenfrüchte oder Vollkorngetreide helfen.

- Hingegen sollten schwarzer oder grüner Tee sowie Kaffee gemieden werden, da sie die Aufnahme von Eisen hemmen.

- Ein Eisenmangel kann viel Einfluss auf den Körper und den Zyklus nehmen, so wird die Haut trocken, man ist häufig müde, die Periode kann gestört werden, Regelschmerzen stärker ausfallen.

2. Während der **Follikelphase (Tag 5 - 12)**:

- In der ersten Zyklushälfte bereitet sich der Körper auf eine evtl. eintretende Schwangerschaft vor.

- FSH hilft dabei, dass der Follikel und die Eizelle darin reift. Östrogen bewirkt den Aufbau der Gebärmutterschleimhaut.

- Dabei helfen können vor allem **probiotische Lebensmittel**, so z. B. Sojasprosse, Sauerkraut oder Kimchi. Durch ihre Hilfe können die Hormone besser verarbeitet werden.

3. Während der Ovulationsphase (Tag 12 - 17):

- Damit während der Ovulationsphase der Eisprung ausgelöst wird, muss der Östrogenspiegel sinken, Progesteron und FSH allerdings steigen.

- Die richtige Ernährung während dieser Zeit besteht vor allem aus **ballaststoffreichen Speisen mit Antioxidantien**.

- Hierzu zählen u.a. Obst und Gemüse, wie Fenchel, Grünkohl, Brokkoli oder Rucola. Auch Mohn und Sesam sind gute Lieferanten.

- Auch **Gewürze und Kräuter** besitzen eine Menge Antioxidantien. Dabei gilt, je intensiver die Farbe, desto höher ist der Gehalt an Antioxidantien. So besitzen dunkle Beeren und Kurkuma den höchsten Gehalt.

- Auf Rind- oder Schweinefleisch sowie Milchprodukte sollte nach dem Eisprung so gut es geht verzichtet werden.

4. Während der Lutealphase (Tag 17 – 28):

- In dieser Phase des Zyklus können beispielsweise Beschwerden wie PMS, Antriebslosigkeit, Blähungen, Reizbarkeit oder Niedergeschlagenheit entstehen.

- Um diesen bestmöglich entgegenzuwirken, sollten Lebensmittel mit **Vitamin A, B, C, D, Omega-3 und Kalzium** auf dem Speiseplan stehen.

- So findet man **Vitamin-B**, welches die Stimmung heben kann, vor allem in Quinoa, Haferflocken, Roggenbrot, Hülsenfrüchten, grünem Blattgemüse oder Bananen.

- **Omega-3**, welches ebenfalls auf die Laune wirkt, in Leinsamen, Linsen, Vollkornpasta und grünem Gemüse.

- **Kalzium**, welches bei Beschwerden von PMS helfen soll, in Kürbissen, Mandeln, Haselnüssen und Sesamsamen.

- **Gegen PMS soll besonders gut Safran helfen.**

- **Auch Vitamin A und D**, welche in Melonen, Spinat oder Süßkartoffel zu finden sind, helfen bei Akne und fettiger Haut.

- **Vitamin B6**, welches gegen Heißhunger, Stimmungsschwankungen, Wassereinlagerungen und Blähungen helfen kann, findet man u.a. in Bananen, Eiern, Fisch, Kartoffeln sowie Geflügel.

- PMS kann ebenfalls gemildert werden, wen die Speisen Vitamin C reich sind. Hier helfen besonders Paprika, Brokkoli, Zitrusfrüchte, Melonen oder Cranberry Saft.

Lebensmittel, die gemieden werden sollten

- Koffein kann den Östrogenspiegel erhöhen und so Symptome von PMS verstärken.

- Zucker kann Blutzuckerschwankungen begünstigen und Stimmungsschwankungen auslösen.

- Salz fördert Wassereinlagerungen und kann so z. B. einen Blähbauch begünstigen.

- Fastfood und Chips mit einem hohen Natriumgehalt.

- Alkohol, denn er kann PMS Symptome wie Kopfschmerzen und Depressionen verstärken.

- Fetthaltige Lebensmittel wie Schweine-, Lamm- und Rindfleisch.

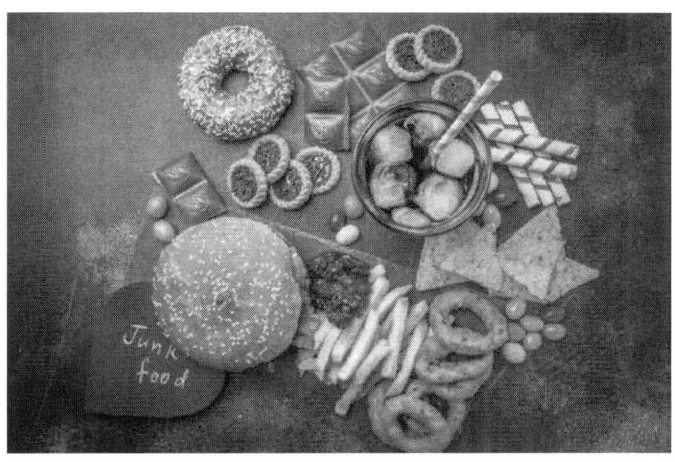

Unterstützung bei Periodenschmerzen

Schmerzen während der Periode sind keine Seltenheit. Doch es gibt Lebensmittel, die dabei helfen, diese Beschwerden zu lindern. So wird empfohlen, bei Schmerzen während der Menstruation vor allem Lebensmittel, die **reich an Magnesium** sind zu verwenden, denn diese wirken krampflösend.

- **Bananen** reduzieren Krämpfe und verhindern, dass sich Wassereinlagerungen bilden.

- **Fisch** verringern ebenfalls Krämpfe während der Regel und sind zudem gut für Haut und Haar. Auch Kopfschmerzen können durch den Verzehr von Fisch vermindert werden.

- **Blattgemüse**, vor allem grünes wie Spinat, Grünkohl oder Feldsalat wirken krampflösend und entspannen den Bauch.

- **Sellerie** wirkt ähnlich wie Blattgemüse krampflösend und fördert zudem die Verdauung.

- **Kürbiskerne** enthalten Mangan, welches Schmerzen lindert.

- **Ingwer** verringert nicht nur Regelschmerzen, sondern hilft auch gegen Übelkeit und eine unreine Haut.

- **Mandeln** enthalten viel Magnesium, welches krampflösend wirkt. Zudem wirken sie sich positiv auf die Laune aus.

Auch **Heiltees** können Regelbeschwerden lindern. Eine Mischung aus Kümmel, Frauenmantel, Schafgarbe, Kamille, Lavendelblüten und Gänsefingerkraut hilft, die lästigen Schmerzen zu lindern.

Einfach mit siedendem Wasser übergießen, 10 Minuten ziehen lassen und genießen. Mit dieser Teemischung kann man fünf Tage vor der Menstruation beginnen und sie bis zum Ende dieser trinken. Zwei bis fünf Tassen täglich dürfen es sein.

Zyklus der Ernährung im Überblick

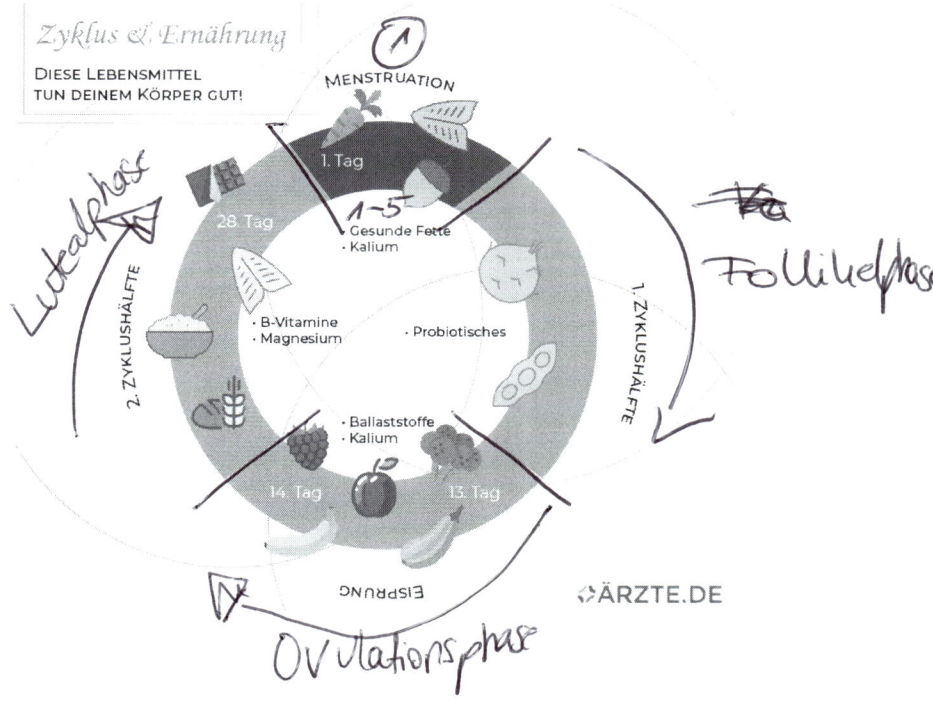

Bonus

Einkaufszettel für alle Zyklusphasen

Die Ernährung spielt während des Zyklus und der verschiedenen Phasen eine sehr wichtige Rolle. Dabei hat jede Zyklusphase ihre eigenen Bedürfnisse an Vitaminen und Mineralstoffen, die der Körper zu dieser Zeit dringend benötigt. Dabei kann die richtige Wahl der Lebensmittel in der jeweiligen Phase des Zyklus die Hormone positiv beeinflussen und so ein besseres Körpergefühl mit weniger Beschwerden herbeiführen.

Menstruationsphase:

Einige Symptome, wie z. B. Rückenschmerzen, Müdigkeit oder Unterleibschmerzen wiederholen sich bei einigen Frauen Monat für Monat kurz vor und während der Periode. Durch die Abstoßung der Gebärmutterschleimhaut und dem rapiden Abfall des Progesteronspiegels gerät der Hormonhaushalt aus den Fugen und Beschwerden können hervorgerufen werden.

Welche Lebensmittel sind nun in dieser ersten Phase des Zyklus besonders wichtig?

Eisenhaltige Lebensmittel:

- ➢ Hirse
- ➢ Haferlocken
- ➢ Mandeln
- ➢ Amarant
- ➢ Leinsamen
- ➢ Kichererbsen
- ➢ Fenchel
- ➢ Sojabohnen
- ➢ Aprikosen, Pfirsiche und Feigen, getrocknet

- Schwarzwurzeln
- Rucola
- Rote Bete
- Brennnessel
- Spinat
- Vollkornnudeln
- Basilikum
- Quinoa

Vitamin C haltige Lebensmittel in Verbindung mit Eisenhaltigen Lebensmitteln:

- Kiwi
- Zitrusfrüchte
- Paprika
- Johannisbeeren
- Brokkoli
- Kaltgepresste Fruchtsäfte

Magnesiumhaltige Lebensmittel:

- Reines Kakaopulver
- Kürbiskerne
- Sesamsamen
- Haselnüsse
- Sonnenblumenkerne
- Cashews
- Mandeln
- Quinoa
- Haferflocken
- weiße Bohnen
- Linsen
- Erbsen

Lebensmittel mit ungesättigten Fettsäuren:

- Walnüsse
- Leinsamen
- Chiasamen
- Avocado
- Oliven-, Walnuss-, Erdnuss- oder Leinsamen Öl

Vitamin A haltige Lebensmittel:

- Karotten
- Süßkartoffeln
- Kürbis

Vitamin B6 haltige Lebensmittel:

- Nüsse
- Bananen
- Hülsenfrüchte
- grünes Gemüse

Fisch und Geflügel:

- Lachs
- Hähnchenbrustfilet

Getränke:

- mindestens 2-3 Liter Wasser täglich
- Kamillentee
- Ingwertee
- Kräutertee

Nicht auf den Einkaufszettel gehören in dieser Phase allerdings:

- Zucker
- Salz
- Koffein
- Alkohol
- Milchprodukte
- gesättigte Fettsäuren

Follikelphase

In dieser Phase des Zyklus reifen die Eibläschen im Eierstock heran. Der Körper stellt sich auf eine mögliche Schwangerschaft ein. In der Follikelphase kann ein Detox-Tag oder gar der Beginn einer Diät hilfreich sein. Gut tun dem Körper nun Gemüse, Proteine und Getreideprodukte.

Proteinhaltige Lebensmittel:

- Tempeh
- Haferflocken
- Kichererbsen
- Kidneybohnen
- Mandeln
- Hanfsamen
- Erdnüsse
- Linsen
- Dinkelvollkornbrot
- Pasta aus Hülsenfrüchten
- Soja-Schnitzel

Fermentierte und gekeimte Lebensmittel:

- Sauerkraut
- Kimchi
- Tempeh
- Sauer eingelegtes Gemüse, z.B. Paprika, Gurken, Rote Bete
- Brokkoli-, Radieschen-, Alfalfa- oder Sojasprossen

Gemüse:

- Brokkoli
- Zucchini
- Artischocken
- Avocado
- Rhabarber

Obst:

- Orangen
- Zitronen
- Grapefruit
- Granatäpfel
- Pflaumen
- Litschis
- Kirschen

Getreide:

- Hafer
- Weizen
- Roggen
- Gerste

Nüsse:

- Cashews
- Paranüsse

Fleisch und Fisch:

- Krabben
- Hühnchen

Außerdem:

- Eier
- Saure Gurken
- Essig
- Zimt

Nicht auf den Einkaufszettel gehören in dieser Zyklusphase allerdings:

- Zucker
- Wurst
- Weißmehlprodukte

Nur in Maßen:

- Milchprodukte (in Maßen)

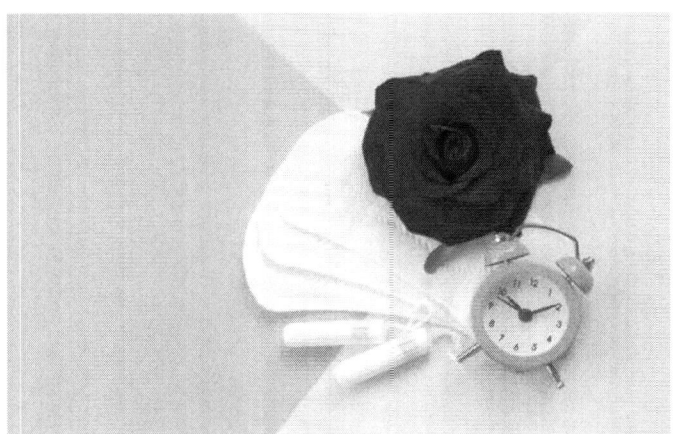

Ovulationsphase

In dieser Phase bewirkt der hohe Östrogenspiegel, dass das luteinisierende Hormon (LH) freigegeben wird und den Eisprung auslöst. Das Eibläschen (Follikel) platzt auf und die Eizelle wird freigegeben. Diese wandert dann vom Eiterstock in den Eileiter und weiter in die Gebärmutter transportiert. Zwischen 12-16 Tage, bevor die Periode beginnt sollte der Eisprung stattfinden. In dieser Zeit ist eine ballaststoffreiche Ernährung die reich an Antioxidantien ist sehr wichtig.

Ballaststoffreiche Lebensmittel:

- Paprika
- Fenchel
- Spinat
- Gurke
- Grünkohl
- Staudensellerie
- Rucola
- Wirsing
- Möhren
- Spargel
- Chiasamen
- Leinsamen
- Linsen
- Erbsen
- Schwarzwurzeln
- Weiße Bohnen
- Kokosraspeln
- Kichererbsen

Lebensmittel mit Antioxidantien:

- Himbeeren
- Heidelbeeren
- Erdbeeren
- Cranberrys
- Johannisbeeren
- Feigen
- Aprikosen
- Tomaten
- Nüsse
- Kartoffeln
- Mais
- Apfel
- Zwiebeln
- Brokkoli
- Grünkohl
- Brennnessel
- Hirse
- Grünkohl
- Avocado

Lebensmittel mit Kalzium:

- Quinoa
- Mohn
- Mandeln
- Amaranth
- Joghurt
- Pflanzenmilch
- Sojabohnen
- Rucola

Fleisch und Fisch:

- Lachs
- Thunfisch
- Lammfleisch

Nicht auf den Einkaufszettel gehören in dieser Phase:

- Weißmehlprodukte

Nur in Maßen:

- Alkohol
- Kaffee
- Milchprodukte
- Schokolade

Lutealphase

Am Ende der Follikelphase verändert sich häufig das Essverhalten der Frauen. Der Appetit steigt und das Energielevel sinkt. Viele Frauen bekommen in dieser Zeit Lust auf bestimmte Lebensmittel. Dies ist für diese Phase ein typisches Anzeichen für die Einleitung der prämenstruellen Zeit. In dieser Phase stehen alle Zeichen auf die Einnistung der befruchteten Eizelle in die Gebärmutter. Diese Zyklusphase sollte deshalb mindestens 12 Tage andauern. Findet keine Einnistung statt, beginnt der nächste Zyklus mit der Regelblutung.

Magnesiumhaltige Lebensmittel:

- Erbsen
- Limabohnen
- Sojabohnen

Lebensmittel mit Vitamin B6:

- Weiße Bohnen
- Kichererbsen
- Walnüsse
- Linsen
- Bananen
- Sojabohnen
- Sesam
- Erdnüsse
- Rote Linsen
- Paprika
- Avocado
- Grünkohl
- Haferflocken
- Roggenvollkornbrot

Lebensmittel mit Vitamin E:

- Himbeeren
- Wirsing
- Sonnenblumenöl
- Mandeln
- Erdnüsse
- Tomaten

Entwässernde Lebensmittel:

- Melissen-, Ingwer- und Brennnesseltee
- Wassermelone
- Birne
- Ananas
- Zitronen
- Spargel
- Staudensellerie
- Gurke
- Rhabarber
- Kopfsalat
- Tomaten
- Fenchel

Lebensmittel mit Alpha Linolensäure und Lignane:

- Leinsamen
- Hanfsamen
- Chiasamen
- Walnüsse

Nicht auf den Einkaufzettel gehören in dieser Phase auf jeden Fall:

- Zucker
- Alkohol
- Salz

Heißhunger, Blähbauch, Cellulite & Wassereinlagerungen eliminieren

Während eines jeden Zyklus kann es zu verschiedenen Beschwerden kommen, die nicht immer gleichzeitig aber manchmal gehäuft vorkommen können und sich von Frau zu Frau unterscheiden. So sind Heißhunger, ein Blähbauch und Wassereinlagerungen keine Seltenheit und eher lästig. Auch haben viele Frauen mit Cellulite an Oberschenkeln und dem Po zu kämpfen. Viele Frauen fühlen sich kurz vor ihrer Periode aufgeschwemmt, Antriebslos und leiden unter Stimmungsschwankungen. Doch es gibt einige Möglichkeiten, wie Heißhunger, Blähungen und ein Blähbauch, Wassereinlagerungen und Cellulite verringert oder durch Alternativen ausgeglichen werden können.

Heißhunger

Heißhunger kommt häufig kurz vor der Periode, also in der zweiten Zyklushälfte vor. Dann verspürt man Gelüste, vor allem nach Süßem oder Salzigem. Grund hierfür ist der Hormonhaushalt, der sich während eines Zyklus sehr verändert. Der Umschwung der Hormone kurz vor Einsetzen der Regelblutung kann eine der Ursachen für Heißhunger sein. In dem dann den Gelüsten nach Süßigkeiten oder Fast Food nachgibt, wird versucht, die Stimmung zu heben. Der Abfall von Östrogen und Serotonin spielt hier eine besonders wichtige Rolle.

Doch eigentlich geht es gar nicht so sehr darum, ob die Lebensmittel nun süß oder salzig sind, vielmehr geht es darum, dass es sich hierbei um Kohlenhydrate handelt. Kohlenhydrate lassen den Serotonin- oder Dopaminspiegel schnell und kurz nach dem Verzehr in die Höhe schießen und dies macht glücklich und Glücklich sein ist genau das, was vielen Frauen in dieser kurzen Zeit vor dem Einsetzen der Regelblutung fehlt.

Dabei treten Heißhungerattacken nur zeitweise auf und sind zu dieser Zeit eigentlich völlig normal. Also kein Grund zur Sorge. Allerdings sollte nicht jedem Gelüst nachgegeben werden, denn zu viel Süßes oder Fast Food kann einen Blähbauch hervorrufen oder zu unreiner Haut führen. Außerdem fällt der Serotonin- oder Dopaminspiegel sehr schnell wieder ab und die Beschwerden, die sich kurzzeitig aufgelöst haben, sind so schnell wieder da, wie sie vorher weg waren.

Um den unbändigen Heißhunger zu stillen, gibt es allerdings eine viel bessere Möglichkeit. So sollte man, statt nach Süßem oder Salzigem zu greifen, lieber Nüsse, getrocknetes oder frisches Obst zu sich nehmen. Auch viel Wasser, ausreichend Schlaf, Yoga oder Meditation können helfen, den Heißhunger zu verringern. Außerdem kann eine gesunde Lebensweise dabei helfen, dass auch das PMS positive beeinflusst wird.

Heißhunger bedeutet immer, dass ein Mangel vorliegt, den der Körper ausgleichen muss. Er signalisiert diesen Mangel und wir versuchen mit der Zufuhr von Süßem, Salzigem oder Fettigem, diesen Mangel zu beseitigen.

Es ist aber nicht notwendig, den entstandenen Mangel durch ungesunde Lebensmittel oder Speisen zu verringern, denn es gibt auch gesunde Alternativen, auf die man besser zurückgreifen kann. Ob es nun Magnesium oder Fette sind, die dem Körper fehlen, es gibt immer eine gesündere Alternative als Fast Food oder Süßes.

Eine gesunde Darmflora ist ebenfalls wichtig, um Heißhungerattacken vorzubeugen. Die Speisen sollten mit gesunden Süßungsmitteln gesüßt werden. Auch Glutamin, nicht zu verwechseln mit Glutamat hilft gut gegen Heißhunger. Zwei bis drei Mal täglich Konjakpulver ist ebenfalls eine gute Empfehlung.

Was hilft, auf einen Blick:

- Nüsse
- getrocknetes und frisches Obst
- Viel Wasser
- Kakao, ungesüßt
- viel Schlaf
- Yoga
- Meditation
- gesunde Süßungsmittel
- Konjakpulver
- Fast Food & Zucker vermeiden

Blähbauch

Wer kennt es nicht, gerade noch hatte man einen schönen flachen Bauch und kurze Zeit später ist dieser aufgebläht und wölbt sich nach außen. Doch woran liegt es eigentlich, dass einige Frauen Schwierigkeiten kurz vor oder während der Periode mit einem Blähbauch oder Blähungen haben?

Die einfache Antwort lautet Hormone. Denn nach dem Eisprung wird im Körper vermehrt Progesteron gebildet. Dieses Hormon besitzt eine muskelentspannende Wirkung. Diese Wirkung ist wichtig, um während der Periode die Gebärmutterschleimhaut abzustoßen. Allerdings wirkt es sich auch auf den Magen-Darm-Trakt aus, der dadurch Träger wird. Dadurch kann es vermehrt zu Blähungen und einem Blähbauch kommen.

Beachtet man allerdings ein paar Dinge in der Ernährung, kann das zu einer erheblichen Minderung der Beschwerden während des Zyklus führen.

Schwer verdauliche Lebensmittel, sowie sehr fette oder süße Speisen sollten nicht zu häufig auf dem Speiseplan stehen. Dabei verträgt nicht jeder jedes Lebensmittel gleich. Eine Möglichkeit ist es, ein Tagebuch zu führen, um so herauszufinden, welche Lebensmittel einen Blähbauch und Blähungen auslösen und welche nicht.

Welche Lebensmittel kurz vor der Periode auf jeden Fall **vermieden werden sollten sind Kohl, Bohnen, Pflaumen, Zwiebeln, Zucker, Alkohol und stark Frittiertes**. Hingegen können Kräutertees mit Kümmel, Fenchel, Kamille und Anis sowie Ingwer und Koriander Blähungen mildern.

Auch das **richtige Essen** spielt eine große Rolle, wenn es darum geht, einen Blähbauch zu vermeiden. Schnelles, hastiges und vor allem viel Essen begünstigen diesen, wohingegen langsames, gründliches Kauen und kleine Mahlzeiten über den Tag verteilt, die Möglichkeit eines Blähbauchs verringern können.

Auch das **Trinken** kann den Blähbauch entstehen lassen. Vermieden werden sollten kohlensäurehaltige Getränke, ebenso wie schwarzer Tee, Kaffee oder Säfte. Hingegen können Wasser und ungesüßte Tee reichlich getrunken werden.

Viel Bewegung, vor allem an der frischen Luft hilft, die Gase aus dem Bauch verschwinden zu lassen. Ein Spaziergang nach dem Essen wirkt wahre Wunder.

Was vermieden werden sollte:

- Kohl und Bohnen
- Pflaumen
- Zwiebeln
- Zucker
- Alkohol und stark Frittiertes
- kohlensäurehaltige Getränke
- schwarzer Tee und Kaffee
- Säfte
- Schnelles, hastiges und vor allem viel Essen

was hilft:

- Kräutertees mit Kümmel, Fenchel, Kamille und Anis sowie Ingwer und Koriander
- viel Bewegung
- Spaziergang nach dem Essen

Cellulite

Mit Cellulite an Oberschenkeln und Po haben viele Frauen zu kämpfen. Die unschönen Dellen kommen dabei in unterschiedlichen Ausprägungen vor. So sieht man bei machen Frauen die Cellulite nur durch zusammenschieben der Haut, bei anderen bereits ohne das Zusammendrücken. Zudem kann Cellulite schmerzen, da die Haut auf Grund der Struktur schlechter durchblutet wird. Cellulite kann viele Ursachen haben, allerdings können einige Kleinigkeiten im Alltag dabei helfen, die Haut zu straffen und ein besseres Gefühl zu geben.

Das Bindegewebe von Frauen ist von Natur aus viel weicher und nicht so fest, wie das von Männern. Ca. 80 % der Frauen ist Cellulite nicht unbekannt. Dabei hat dies weder mit dem Körperbau und schon gar nichts mit dem Gewicht zu tun. Egal ob dick oder dünn, bei jeder Frau kann das Bindegewebe erschlaffen.

Östrogen, das vom Körper gebildet wird, dient dazu, dass das Bindegewebe dehnbar ist. Dies ist wichtig, vor allem in der Schwangerschaft, die an den Körper und das Bindegewebe eine große Herausforderung stellt. Aber auch während der Menstruation, bedingt durch die Einnahme der Pille oder in der Menopause verändert sich der Hormonhaushalt der Frauen und Wassereinlagerungen, die die Cellulite noch verstärken, können drohen.

Cellulite kann auch vererbt sein. Manche Frauen haben eine genetische Veranlagung dafür, dass sich die Cellulite bei ihnen ganz besonders ausprägt. Sei es an Oberschenkeln, Hüften oder den Armen.

Um der Cellulite entgegenwirken zu können, gibt es nicht die eine Creme, die einfach aufgetragen wird und sie verschwinden lässt. Nein, vielmehr ist es wichtig, eine ausgewogene Ernährung, mit viel Bewegung, Cremepflegen und Massagen in den Alltag zu integrieren. Dies verspricht den besten Erfolg gegen die unschönen Dellen.

Viel Obst und Gemüse, dass Vitamin C enthält, ist nicht nur gesund, sondern hilft auch der Haut zu mehr Festigkeit. Es ist sehr wichtig, dem Körper die Nährstoffe zu geben, die er benötigt, um alles straff halten zu können.

Auch eine ausreichende Versorgung mit Wasser, mindestens zwei bis drei Liter pro Tag, helfen dabei, Ablagerungen aus dem Körper zu schwemmen und vermindern so ebenfalls Cellulite. Was Frauen auf jeden Fall vermeiden sollten sind Alkohol und Nikotin, denn diese verengen die Gefäße und lassen das Blut schlechter zirkulieren.

Zudem hilft Sport, vor allem leichte und regelmäßige Bewegung dabei, die Durchblutung zu fördern und die Energieräuber des Bindegewebes abzutransportieren. Am besten wirkt hier eine Kombination an Ausdauertraining, wie Radfahren, Walking oder Schwimmen und Gymnastik mit Augenmerk auf Oberschenkel und Po. Dies stärkt das Gewebe und macht die Haut zudem glatter.

Auch ein Peeling aus Kaffeesatz und einem Esslöffel Olivenöl, welches gut in die Haut einmassiert wird, fördert die Durchblutung, genauso wie das Bürsten mit einer Trockenbürste und das Kneten, Kneifen, Zupfen und Drücken der betroffenen Stellen.

Was hilft, auf einen Blick:

- Obst und Gemüse mit Vitamin C
- Zwei bis drei Liter Wasser pro Tag
- Sport, Mischung aus Ausdauersport und Gymnastik für Po und Oberschenkel
- Cremen
- Peeling
- Massagen
- Bürsten mit Trockenbürste
- Kneten, Kneifen, Zupfen und Drücken der betroffenen Stellen

zu vermeiden:

- Alkohol
- Nikotin

Wassereinlagerungen

Während der Periode fühlen sich viele Frauen nicht nur Antriebslos, leiden an Unterleibschmerzen und Stimmungsschwankungen, nein, viele dieser Frauen fühlen sich zudem auch aufgedunsen und wiegen kurz vor der Periode gerne mal ein bis zwei Kilogramm mehr. Aber wie kann das sein, was sind die Gründe hierfür und was kann dagegen getan werden?

Es gibt eine Vielzahl von Gründen, warum es zu Wassereinlagerungen kommen kann. So ist es bei manchen Frauen Veranlagung, besonders im Sommer haben viele Frauen kurz vor Beginn der Periode mit Ansammlungen in Händen, Füßen, Beinen oder Knöcheln zu tun. Auch die Einnahme bestimmter Medikamente oder die hormonellen Umstellungen während des Zyklus, die bereits 14 Tage vor der Menstruation Wassereinlagerungen begünstigen kann, können Ursachen sein.

Die gute Nachricht ist allerdings, dass die Wassereinlagerungen während des Zyklus, spätestens kurz nach Beginn des neuen Zyklus wieder verschwinden. Auch das Gewicht geht dann wieder runter.

Gegen Wassereinlagerungen, die kurz vor Beginn der Periode einsetzen, kann man eigentlich nicht wirklich etwas tun. Denn genauso schnell, wie diese gekommen sind, verschwinden sie auch wieder. Wenn man sich also während seiner Periode etwas Gutes tun möchte, dann verbannt man in diesen Tagen am besten die Waage aus dem Badezimmer. Auch lockere Kleidung kann zum Wohlbefinden trotz Wassereinlagerungen beitragen.

Kleine Hilfen, die Wassereinlagerung wenigstens ein bisschen mindern können sind u.a.:

Bereits zu Beginn der zweiten Zyklushälfte sollten kaliumhaltige Lebensmittel, wie Brokkoli, Artischocken oder Rote Bete auf dem Speiseplan stehen. Auch Lebensmittel mit essenziellen Aminosäuren, wie z. B. Linsen, Cashewkerne oder Rindfleisch, Haferflocken, Eier, Thunfisch oder Sojabohnen sollten nicht fehlen, denn sie können den Wasserhaushalt im Körper ausgleichen.

Auch kann es helfen, Lebensmittel mit Magnesium und Vitamin B6 zu sich zu nehmen. Zudem Lebensmittel, die einen hohen Wassergehalt besitzen, wie z. B. Erdbeeren, Wassermelonen, Trauben oder Gurken. Diese schwemmen die Giftstoffe aus dem Körper und verringern so die Wassereinlagerungen.

Flüssigkeit ist ebenfalls wichtig, um Wassereinlagerungen entgegen zu wirken. Viel Wasser, schwemmt viel Wasser aus. Auch Entwässerungstees mit Brennnessel oder Birkenblättern können helfen. Allerdings ist es bei den Entwässerungstees sehr wichtig, diese nur vormittags zu trinken, da sie sehr wassertreibend sind und so der Schlaf mit vielen Toilettengängen gestört werden könnte.

Hingegen sollten tierische Eiweiße, Salz und Zucker eher weniger verwendet werden, denn sie sind der häufigste Grund dafür, dass krankheitsbedingte Wassereinlagerungen erfolgen.

Auch Bewegung ist eine sehr gute Möglichkeit, um müde Beine und Wassereinlagerungen zu verringern. Das Kühlen der betroffenen Partien und das anschießende Hochlegen dieser, hilft dabei, dass die Lymphflüssigkeit abfließen kann. Die Durchblutung wird angekurbelt und Wassereinlagerungen werden gemindert. Dies schafft eine enorme Erleichterung, da bei vielen Frauen die Wassereinlagerungen teilweise so schlimm sind, dass sie sich an manchen Tagen kaum bewegen können. Deshalb ist es wichtig, genau darauf zu achten, was zu tun ist und wie man seine Beschwerden zumindest lindern kann.

Was hilft, auf einen Blick:

- Waage aus dem Bad verbannen
- gemütliche Kleidung
- kaliumhaltige Lebensmittel, wie Brokkoli, Artischocken oder Rote Bete
- Lebensmittel mit essenziellen Aminosäuren, wie z. B. Linsen, Cashewkerne oder Rindfleisch, Haferflocken, Eier, Thunfisch oder Sojabohnen
- Lebensmittel mit Magnesium und
- Vitamin B6
- Lebensmittel, die einen hohen Wassergehalt besitzen, wie z. B. Erdbeeren, Wassermelonen, Trauben oder Gurken
- Entwässerungstees mit Brennnessel oder Birkenblättern
- zwei bis drei Liter Wasser pro Tag
- Bewegung, wie Spaziergänge
- kühlen und hochlegen der betroffenen Stelle

zu vermeiden:

- tierische Eiweiße
- Salz
- Zucker

Rezepte für die Menstruationsphase

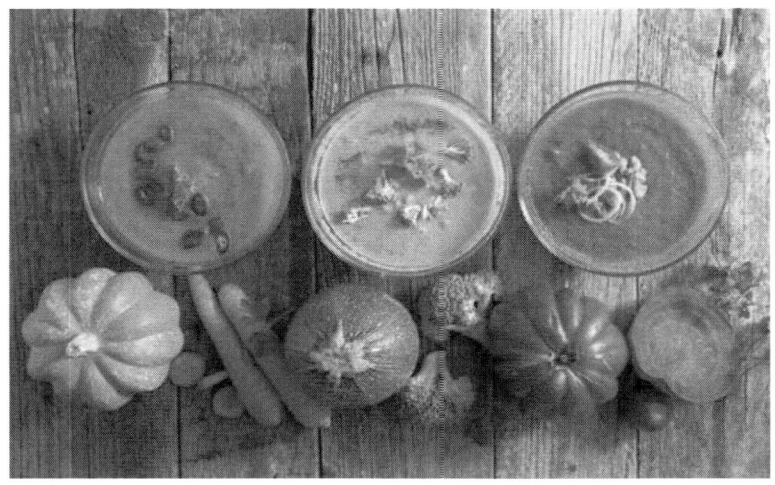

Müsli mit Mango ~ 271 kcal

Zubereitungszeit: 5 min ☺
Portionen: 2 Portionen
Schwierigkeit: leicht ☺

Zutaten:

- 1 Stk. Mango
- 1 Stk. Limette
- 100 ml Orangensaft
- 100 ml Kokosmilch
- 20 ml Agavendicksaft
- 2 EL Cashewkerne
- 100 g Haferflocken

Zubereitung:

Die Mango von der Schale befreien, in mundgerechte Stücke schneiden und die Limette auspressen. In einer Schüssel den Joghurt mit den Früchten vermengen.

In einem Mixer Orangensaft, Kokosmilch, Limettensaft, Agavendicksaft, die Hälfte der Mango und die Cashewkerne zu einem Püree verarbeiten.

Die Haferflocken in zwei Schüsseln geben, mit dem Püree vermengen und mit den restlichen Mango Stücken bestreuen.

Apfelmus-Frühstücksbrei ~ 422 kcal

Zubereitungszeit: 12 Stunden und 10 Minuten ☺
Portionen: 3 Portionen
Schwierigkeit: leicht ☺

Zutaten:

- 100 Hirseflocken
- 80 g Haferflocken
- 80 g geröstete Hanfsamen
- ¼ l Orangensaft
- ¼ l Apfelmus
- 1 Prise Vanille

Zubereitung:

Die Haferflocken und Hirseflocken über Nacht mit dem Orangensaft in einen Topf geben und abdecken.

Am Morgen die Flocken mit 200 ml Wasser auffüllen und für ca. 3 Minuten zum Kochen bringen.

Die Hanfsamen und die Prise Vanille auf die fertigen Flocken geben und unterrühren.

Den Brei in Schüsseln verteilen, den Apfelmus darüber geben und mit den Hanfsamen bestreuen.

Frühstücks-Hüttenkäse ~ 266 kcal

Zubereitungszeit: 10 Minuten ☺
Portionen: 2 Portionen
Schwierigkeit: leicht ☺

Zutaten:

- 400 g Hüttenkäse
- 1 Stk. rote Paprika
- ½ Stk. Gurke
- 1 Stk. Ei
- 1 EL Frühlingszwiebel
- Pfeffer

Zubereitung:

Das Ei hart kochen und in kleine Stücke schneiden. Die Paprika waschen, entkernen, von der weißen Haut befreien und ganz fein würfeln.

Die Gurke schälen, ebenfalls fein würfeln und die Frühlingszwiebel klein hacken.

Die zerkleinerten Zutaten mit dem Hüttenkäse gut vermengen und mit Pfeffer abschmecken.

Nuss Brot ~ 262 kcal

Zubereitungszeit: 10 Minuten ☺
Portionen: 10 Portionen
Schwierigkeit: mittel ☺

Zutaten:

- 300 g Zucchini
- 100 g Walnusskerne
- 3 Eier
- 275 g Mehl
- 200 ml Sonnenblumenöl
- 200 g Xylit
- 2 Prisen Salz
- 1 TL Backpulver
- 1 TL Zimt
- 1 Prise Muskat
- 1 Prise Koriander

Zubereitung:

Zunächst den Backofen auf 180° C vorheizen und eine Kastenform mit Backpapier auslegen.
Anschließend die Zucchini waschen. 50 g der Zucchini mit einem Sparschäler in Streifen schneiden und den Rest fein reiben.
Die Walnüsse hacken und zusammen mit Mehl, Backpulver, Salz und Gewürzen in einer Schüssel vermengen.
Xylit und Eier in eine zweite Schüssel geben und schaumig schlagen. Nach und nach das Öl hinzufügen und die Mehl-Mischung zusammen mit kleingeriebenen Zucchinis untermengen.
Den Teig in die Kastenform füllen und für 60 Minuten auf mittlerer Schiene Backen. Zum Schluss das Brot aus der Kastenform lösen und abkühlen lassen.

Dinkelbrötchen ~ 85 kcal

Zubereitungszeit: 2 Stunden 45 Minuten ☺
Portionen: 10 Portionen
Schwierigkeit: mittel ☺

Zutaten:

- 155 g Weizenvollkornmehl
- 135 g Dinkelmehl, Typ 630
- 200 ml Wasser, lauwarm
- 1 Ei
- 50 g Stevia
- 1 Pck. Trockenhefe

Zubereitung:

Zunächst das Wasser in eine Schüssel geben und die Hefe darin auflösen und für 10 Minuten quellen lassen.

Währenddessen das Ei trennen und das Eiweiß zusammen mit Stevia, Weizenvollkorn- und Dinkelmehl zur Hefe geben. Alles gut verkneten.

Den Teig mit einem Küchentuch zudecken und für ca. 1 Stunde an einem warmen Ort gehen lassen.
Nach Ende der Gehzeit den Teig kurz durchkneten und zugedeckt für weitere 30 Minuten gehen lassen.
Im Anschluss eine Muffinform leicht einfetten und den Teig mit Hilfe von zwei Esslöffeln in die einzelnen Mulden füllen. Dabei darauf achten, dass die Mulden nur bis zur Hälfte gefüllt sind, da diese im Ofen noch hochgehen.
Danach wird der Teig nochmals für 30 Minuten gehen gelassen.
Währenddessen den Backofen auf 200° C vorheizen und nach Ende der letzten Gehzeit die Brötchen darin für 12-15 Minuten backen.

Erdbeer-Mango-Marmelade ~ 38 kcal

Zubereitungszeit: 30 Minuten ☺
Portionen: 20 Portionen
Schwierigkeit: mittel ☺

Zutaten:

- 500 g Erdbeeren
- 300 g Geliermittel mit Xylit
- 100 g Mango, tiefgekühlt

Zubereitung:

Die Erdbeeren waschen, das Grün entfernen und in Würfel schneiden.

Anschließend die Erdbeerstückchen zusammen mit den Mangos in einen Topf geben und pürieren.

Das Gelier-Xylit hineingeben, unterrühren und aufkochen lassen. Für 3 Minuten kochen.

Zum Schluss die Marmelade in heiß ausgespülte Gläser füllen und sofort verschließen.

Lemon Curd ~ 51 kcal

Zubereitungszeit: 30 Minuten ☺
Portionen: 20 Portionen
Schwierigkeit: mittel ☺

Zutaten:

- 150 ml Zitronensaft, frisch gepresst
- Zitronenabrieb
- 150 g Xylit
- 65 g Butter
- 3 Eier
- 1 TL Maisstärke

Zubereitung:

Als erstes den Zitronensaft in einen Topf geben und Zitronenabrieb, Eier, Xylit und Maisstärke hinzugeben. Alles gut vermischen und bei mittlerer Wärmezufuhr für 10 Minuten erhitzen. Dabei immer wieder umrühren. Ganz wichtig ist, dass die Masse nicht kocht!

Wenn das Lemon Curd nach 10 Minuten eine puddingähnliche Konsistenz hat, den Topf vom Herd nehmen und für 5 Minuten abkühlen lassen.

Anschließend die Butter hineingeben und verrühren, bis diese geschmolzen ist. Fertig ist das Lemon Curd. Dieses nur noch in die vorbereiteten Gläser füllen.

Thunfisch-Salat ~ 289 kcal

Zubereitungszeit: 30 Minuten ☺
Portionen: 2 Portionen
Schwierigkeit: leicht ☺

Zutaten:

- 2 Dosen Thunfisch im eigenen Saft
- 1 Paprika, rot
- 2 Tomaten
- 2 Frühlingszwiebeln
- 1 Salatgurke
- 3 EL Balsamico
- 2 TL Stevia-Ketchup
- 1 TL Senf
- einige Stiele Basilikum
- 1 TL Gemüsebrühe
- Pfeffer

Zubereitung:

Als erstes die Paprika, Tomaten und Frühlingszwiebeln waschen. Die Paprika entkernen und in Würfel schneiden. Die Tomaten halbieren und würfeln. Die Frühlingszwiebeln in Ringe schneiden.

Nun den Thunfisch abtropfen lassen und zusammen mit dem Gemüse in eine Schüssel geben.
Aus Balsamico, Ketchup, Senf, Gemüsebrühe und Pfeffer ein Dressing herstellen und mit diesem den Salat anmachen.

Zum Schluss noch das Basilikum putzen, hacken und damit den Salat garnieren.

Rucola Salat mit Erdbeeren ~ 97 kcal

Zubereitungszeit: 10 Minuten ☺
Portionen: 4 Portionen
Schwierigkeit: leicht ☺

Zutaten:

- 100 g Rucola
- 400 g Erdbeeren
- 12 Blätter Basilikum
- 4 EL Orangensaft
- 2 EL Apfelessig, naturtrüb
- 2 EL Traubenkernöl
- 1 Prise Xylit
- Pfeffer

Zubereitung:

Die Erdbeeren gut waschen, das Grün entfernen und in sie Scheiben schneiden.

Nun die groben Stiele des Rucola entfernen und den Rest gründlich waschen und trockenschleudern.

Aus Orangensaft, Apfelessig, Xylit, Traubenkernöl und Pfeffer ein Dressing anrühren.

Rucola und Erdbeeren zusammen mit dem Basilikum in einer Schüssel anrichten und mit dem Dressing vermengen.

Glasnudelsalat ~ 255 kcal

Zubereitungszeit: 15 Minuten ☺
Portionen: 4 Portionen
Schwierigkeit: leicht ☺

Zutaten:

- 120 g Glasnudeln
- 80 g grüne Bohnen
- 2 Paprika, gelb
- 4 Tomaten
- 1 Gurke
- 4 Schalotte
- 4 EL Cashewkerne, geröstet
- 4 EL Sojasauce
- 4 TL Agavendicksaft
- 4 Limetten, davon Saft und Abrieb

Zubereitung:

Die Glasnudeln für 5 Minuten in das Wasser legen.

Währenddessen die Bohnen klein schneiden. Die Paprika waschen, entkernen und in Streifen schneiden. Die Tomaten waschen und vierteln. Die Gurke waschen und in Scheiben schneiden. Die Schalotten schälen, halbieren und hacken.

Sojasauce, Agavendicksaft, Limettensaft und -abrieb in ein Rührgefäß geben und zu einem Dressing verrühren.

Die Nudeln abgießen und mit dem Gemüse vermischen. Mit dem Dressing anrichten und den Cashewkernen bestreuen.

Bunter Eintopf ~ 152 kcal

Zubereitungszeit: 30 Minuten ☺
Portionen: 4 Portionen
Schwierigkeit: leicht ☺

Zutaten:

- 100 g Zuckerschoten
- 200 g Möhren
- 2 Fleischtomaten
- 300 g Kartoffeln
- 200 g Bohnen grün
- 1 Bund Frühlingszwiebeln
- 1 Bund Petersilie
- 1 EL Olivenöl
- 7 EL Sojasoße
- Pfeffer

Zubereitung:

Die Kartoffeln schälen und würfeln. Die Möhren schälen und in Scheiben schneiden. Die Frühlingszwiebeln putzen und in Ringe schneiden.

Die Tomaten kurz in heißem Wasser brühen und anschließend häuten und kleinschneiden.

Öl in einem Topf erhitzen und die Kartoffeln zusammen mit den Bohnen und den Möhren darin für 5 Minuten anbraten.

Nun das übrige Gemüse hineingeben und mit 1/8 Liter Wasser ablöschen. Bei niedriger Wärmezufuhr für 15 Minuten köcheln lassen.

Zum Schluss mit Sojasoße und Pfeffer abschmecken.

Kürbissuppe ~ 200 kcal

Zubereitungszeit: 15 Minuten ☺
Portionen: 1 Portion
Schwierigkeit: leicht ☺

Zutaten:

- 100 g Kürbis
- 4 Weintrauben, kernlos
- ½ Schalotte
- Saft einer halben Zitrone
- 200 ml Gemüsebrühe
- 2 EL Kokosmilch, fettreduziert
- 1 TL Rapsöl
- ½ TL Traubenkernöl
- 1 TL Schnittlauch-Röllchen
- Pfeffer

Zubereitung:

Zunächst den Kürbis waschen und in Stücke schneiden. Die Schalotte schälen und hacken. Die Trauben waschen und vierteln.

Öl in einem Topf erhitzen und den Kürbis mit der Schalotte darin anbraten. Mit der Gemüsebrühe ablöschen und mit Kokosmilch und Zitronensaft auffüllen. Die Suppe 8 Minuten köcheln und anschließen mit Pfeffer abschmecken.

In einer Pfanne das Traubenkernö erhitzen und die Trauben darin anrösten.

Die Suppe auf Tellern anrichten und mit Trauben garnieren. Mit Schnittlauchröllchen bestreuen.

Zucchini-Auberginen-Eintopf mit Tartar ~ 300 kcal

Zubereitungszeit: 25 Minuten ☺
Portionen: 4 Portionen
Schwierigkeit: leicht ☺

Zutaten:

- 500 g Zucchini
- 500 g Aubergine
- 2 Zwiebeln
- 2 Knoblauchzehen
- 500 g Tartar
- 1 Dose stückige Tomaten
- ½ Tube Tomatenmark
- 2 TL Gemüsebrühe
- Pfeffer

Zubereitung:

Zunächst die Zucchini waschen, die Enden entfernen und den Rest in Würfel schneiden. Die Aubergine waschen, den Deckel abschneiden und die Aubergine ebenfalls würfeln. Die Zwiebeln schälen, halbieren und hacken. Den Knoblauch schälen und ebenfalls hacken.

Einen Topf erhitzen und das Tatar darin anbraten. Zwiebeln und Knoblauch hinzugeben und mitbraten. Das Tomatenmark einrühren und alles mit den Pizzatomaten ablöschen. Die Dose der Pizzatomaten zweimal mit Wasser füllen und dieses ebenfalls in den Topf geben.

Mit den Gewürzen abschmecken und Auberginen und Zucchini hineingeben. Bei mittlerer Wärmezufuhr für 15 Minuten kochen.

Zum Schluss nochmals abschmecken.

Rindfleischeintopf ~ 379 kcal

Zubereitungszeit:	30 Minuten ☺
Portionen:	4 Portionen
Schwierigkeit:	leicht ☺

Zutaten:

- 600 g Rindfleisch
- 2 Karotten
- 1 Stange Porree
- 1 Paprikaschote, grün
- 2 Knoblauchzehen
- 250 ml Wasser
- 1 EL Tomatenmark
- 1 EL Öl
- 1 TL Paprikapulver, süß
- Pfeffer

Zubereitung:

Das Rindfleisch waschen, trockentupfen und in mundgerechte Stücke schneiden. Die Karotten schälen und in Scheiben schneiden. Den Porree putzen und in Ringe schneiden. Die Paprika waschen, entkernen und in Streifen schneiden. Den Knoblauch schälen und hacken.

Öl in einem Topf erhitzen und das Fleisch darin anbraten. Die Paprika hinzugeben und kurz mitbraten, bevor das restliche Gemüse und das Tomatenmark in den Topf gegeben wird.

Mit den Gewürzen würzen und mit dem Wasser ablöschen. Für ca. 15 Minuten köcheln lassen, bis Fleisch und Gemüse bissfest sind.

Tomaten-Zucchini-Eintopf ~ 243 kcal

Zubereitungszeit: 25 Minuten ☺
Portionen: 4 Portionen
Schwierigkeit: leicht ☺

Zutaten:

- 6 Kartoffeln
- 1 Zwiebel
- 2 Möhren
- 2 Zucchini
- 2 Dosen Pizzatomaten
- 1 TL Gemüsebrühe, Instant
- 1 EL Kräuter
- Pfeffer

Zubereitung:

Zunächst die Kartoffeln schälen und würfeln. Die Zwiebel schälen, halbieren und hacken. Die Möhren schälen und in Scheiben schneiden. Die Zucchini waschen und in Würfel schneiden.

Im Anschluss Öl in einem Topf erhitzen und die Zwiebeln darin glasig andünsten. Die Kartoffeln hinzugeben und mitbraten.

Mit den Pizzatomaten ablöschen und die Möhren hineingeben. Nun mit Kräutern und Gemüsebrühe würzen.

Bei mittlerer Wärmezufuhr für 10 Minuten köcheln lassen. Die Zucchini hinzufügen und für weitere 5 Minuten mitkochen.

Süße Bruschetta ~ 139 kcal

Zubereitungszeit: 15 Minuten ☺
Portionen: 3 Portionen
Schwierigkeit: leicht ☺

Zutaten:

- 3 Scheiben Ciabatta
- ½ Nektarine
- ¼ Avocado
- ½ Zwiebel
- 1 EL Walnussöl
- 1 Spritzer Limettensaft
- 1 Blatt Salbei, gehackt
- 1 TL Schnittlauch
- Pfeffer

Zubereitung:

Als erstes die Zwiebel schälen, halbieren und würfeln. Den Schnittlauch putzen und in Ringe schneiden. Das Fruchtfleisch mit einem Löffel aus der Avocado herauslösen. Die Nektarine würfeln.

Anschließend das Ciabatta mit Walnussöl einstreichen und in einer Pfanne von beiden Seiten anrösten.

Danach die Zwiebeln zusammen mit Schnittlauch, Nektarine, Avocado, Salbei und Limettensaft vermengen und mit Pfeffer abschmecken.
Die Mischung auf die Brote geben.

Lachs mit Spargel ~ 595 kcal

Zubereitungszeit: 30 Minuten ☺
Portionen: 4 Portionen
Schwierigkeit: leicht ☺

Zutaten:

- 1 kg Spargel, weiß
- 400 g geräucherter Lachs
- 10 EL Olivenöl
- 5 EL Essig
- 1 Bund Dill
- 5 EL Zitronenmelisse
- 1 Bund Petersilie
- Pfeffer

Zubereitung:

Als erstes den Spargel schälen und die holzigen Enden entfernen. In einem Topf mit Wasser für 10-20 Minuten garen. Anschließend abgießen und auf einer Servierplatte auslegen.

Den Lachs in dünne Scheiben schneiden und auf dem Spargel verteilen.

Nun die Kräuter putzen und hacken.

Die Kräuter mit Essig und Öl vermengen und mit Pfeffer abschmecken. Über Spargel und Lachs träufeln und servieren.

Ratatouille mal anders ~ 457 kcal

Zubereitungszeit: 25 Minuten ☺
Portionen: 2 Portionen
Schwierigkeit: mittel ☺

Zutaten:

- 1 Dose geschälte Tomaten
- 4 Karotten
- 100 ml Wasser
- 150 g Aubergine
- 100 g Couscous
- 1 Knoblauchzehe
- 2 EL Rapsöl
- 1 TL Currypulver

Zubereitung:

Zunächst die Aubergine putzen und würfeln. 1 TL Öl in einer großen, beschichteten Pfanne erhitzen.

Aubergine darin hellbraun braten und mit Salz würzen.
Inzwischen die Karotten schälen und in Scheiben schneiden.
Die Aubergine auf einen Teller Geben. Nun die Karotten mit einem weiteren TL Öl in der Pfanne andünsten.
Die Knoblauchzehe schälen und fein hacken, mit dem Currypulver würzen und kurz mitdünsten.
Mit den stückigen Tomaten ablöschen und 100 ml Wasser eingießen.
Die Mischung aufkochen lassen. Bei niedriger Wärmezufuhr 10 Minuten garen.
100 g Couscous in eine Schüssel geben und mit 150 ml kochendem Wasser übergießen. Zugedeckt ungefähr 5 Minuten quellen lassen. Die Auberginen unter die Sauce mischen. Kurz erhitzen und mit dem Couscous anrichten.

Spargelpfanne mit Hähnchen ~ 520 kcal

Zubereitungszeit: 30 Minuten ☺
Portionen: 2 Portionen
Schwierigkeit: mittel ☺

Zutaten:

- 220 g Hähnchenbrust
- 150 g Vollkornnudeln
- 2 Knoblauchzehen
- 200 g Spargel, grün
- 3 Eier
- 1 EL Öl

Zubereitung:

Zunächst die Nudeln nach Packungsanweisung zubereiten.

Währenddessen das Fleisch waschen, mit einem Tuch trockentupfen und würfeln.

Nun das Öl in einer Pfanne erhitzen und das Fleisch darin scharf anbraten. Den Knoblauch schälen und hacken und ebenfalls in die Pfanne geben.

Anschließend den Spargel waschen, die holzigen Enden entfernen und den Rest kleinschneiden.

Den Spargel ebenfalls in die Pfanne geben und kurz mitbraten. Die Eier in die Pfannenmitte schlagen und einrühren.

Danach die Nudeln abgießen und ebenfalls in die Pfanne geben. Alles gut vermengen.

Chili sin Carne ~ 249 kcal

Zubereitungszeit: 15 Minuten ☺
Portionen: 1 Portion
Schwierigkeit: mittel ☺

Zutaten:

- 30 g Pastinake
- 1 Zwiebel
- 50 g Brokkoli
- 50 g Kidneybohnen
- 150 g passierte Tomaten
- 2 EL Mais
- 1 TL Tomatenmark
- 1 TL Öl
- Salz

Zubereitung:

Zunächst die Pastinake schälen und in Würfel schneiden. Die Zwiebel schälen, halbieren und würfeln. Den Brokkoli in Röschen teilen.

Anschließend Öl in einer Pfanne erhitzen und Pastinake und Zwiebel anrösten.

Tomatenmark und Paprikapulver hinzugeben und alles gut vermischen.

Nun Bohnen, Mais und Brokkoli ebenfalls in die Pfanne geben und kurz mitbraten.

Mit den passierten Tomaten ablöschen und mit Salz würzen.
Das Chili für 8 Minuten einkochen lassen. Auf Tellern anrichten und genießen.

Reibekuchen mit Apfelmus ~ 404 kcal

Zubereitungszeit: 15 Minuten ☺
Portionen: 1 Portion
Schwierigkeit: leicht ☺

Zutaten:

- 60 g Kartoffeln, gekocht
- 60 g Kartoffeln, roh
- 20 ml Apfelsaft
- 1 TL Maismehl
- 1 Apfel
- 1 Msp. Vanillezucker
- 1 Msp. Lebkuchengewürz
- 1 TL Ahornsirup
- 2 EL Öl

Zubereitung:

Zunächst die Kartoffeln fein reiben. Maismehl und Vanillezucker hinzugeben und den Teig zu einem Puffer formen.

Öl in einer Pfanne erhitzen und den Reibekuchen darin beidseitig für jeweils 3 Minuten knusprig ausbacken.
Währenddessen den Apfel schälen, entkernen und in Stücke schneiden.

Apfelsaft in einen Topf geben und die Apfelstücke darin für 8 Minuten kochen.

Lebkuchengewürz und Ahornsirup hinzugeben und alles pürieren.

Das Apfelmus zusammen mit den fertigen Reibekuchen servieren.

Nudeln mit Pesto ~ 566 kcal

Zubereitungszeit: 15 Minuten ☺
Portionen: 4 Portionen
Schwierigkeit: leicht ☺

Zutaten:

- 320 g Vollkornnudeln nach Wahl
- 4 Knoblauchzehe
- 8 EL Cashewkerne
- 8 Stiele Koriander
- 8 Stiele Basilikum
- 8 Stiele Petersilie
- 8 EL Olivenöl
- 2 Limetten, davon den Saft

Zubereitung:

Zunächst die Nudeln nach Packungsanweisung zubereiten.

Währenddessen den Knoblauch schälen und fein hacken.

Zusammen mit Cashewkernen, Koriander, Basilikum, Petersilie, Olivenöl und Limettensaft in einen Mixer geben und zu einem Pesto pürieren.

Die Nudeln abgießen und in eine zuvor erwärmte Pfanne geben. Das Pesto hinzufügen und vermengen.

Gebratener Kürbis ~ 227 kcal

Zubereitungszeit: 15 Minuten ☺
Portionen: 4 Portionen
Schwierigkeit: leicht ☺

Zutaten:

- 400 g Hokkaido
- 2 Knoblauchzehen
- 8 Champignons
- 120 g Räuchertofu
- 8 Blatt Salbei
- 300 g Reis
- 2 TL Estragon
- Pfeffer

Zubereitung:

Den Kürbis waschen und in Würfel schneiden. Den Knoblauch schälen und fein hacken. Die Champignons putzen und in Scheiben schneiden.

Öl in einer Pfanne erhitzen und den Kürbis zusammen mit Knoblauch, Champignons und Ingwer anbraten.

Währenddessen den Tofu in Würfel schneiden und ebenfalls mit anbraten.

Nun Estragon und Salbei hinzugeben und den Reis einfüllen.

Die Temperatur verringern und alles für 5 Minuten fertig braten.

Zum Schluss mit Pfeffer würzen.

Müsliriegel ~ 254 kcal

Zubereitungszeit: 30 Minuten ☺
Portionen: 2 Portionen
Schwierigkeit: leicht ☺

Zutaten:

- 30 g Haferflocken
- 15 g Weizenkleie
- 1 EL Haselnüsse
- 2 Datteln
- 2 getrocknete Aprikosen
- 1 EL Kokosflocken
- 1 EL Kokosöl
- 1 TL Agavendicksaft
- 1 Prise Zimt

Zubereitung:

Für den Müsliriegel alle Zutaten in den Mixer geben und pürieren.

Ein Backblech mit Backpapier auslegen und die Masse darauf geben, kaltstellen und fest werden lassen.

Zum Schluss in Riegel schneiden und genießen.

Nusssnack ~ 184 kcal

Zubereitungszeit:	10 Minuten ☺
Portionen:	4 Portionen
Schwierigkeit:	leicht ☺

Zutaten:

- 50 g Erdnüsse
- 50 g Cashewkerne
- 2 Chilischoten, getrocknet
- 1 EL Kokosöl
- 2 Limettenblätter
- 1 TL Kokosblütenzucker
- ½ TL Ingwer, gerieben
- Abrieb einer Limette

Zubereitung:

Zunächst das Öl in einer Pfanne erhitzen und Erdnüsse, Cashews, Chili und Limettenblätter darin anrösten.

Den Nusssnack mit Kokosblütenzucker, Ingwer und Limettenabrieb abschmecken.

Abkühlen lassen und genießen.

Kiwi-Birnen-Sorbet ~ 242 kcal

Zubereitungszeit: 2 Stunden 10 Minuten ☺
Portionen: 4 Portionen
Schwierigkeit: leicht ☺

Zutaten:

- 200 g Xylit
- 200 ml Wasser
- 6 Kiwis
- 7 Birnen
- 1 Limette

Zubereitung:

Zuerst die Birnen schälen, entkernen und kleinschneiden. Die Kiwis ebenfalls schälen und würfeln.

Nun die Limette halbieren und auspressen. Den Saft über das Obst geben, damit es nicht braun wird.

Das Obst in den Mixer geben und pürieren.

Anschließend das Wasser zusammen mit dem Xylit in einen Topf geben und aufkochen lassen. Die Mischung so lange köcheln lassen, bis ein Sirup entstanden ist.

Sobald dies der Fall ist, das Fruchtpüree hinzugeben, in eine verschließbare Schüssel füllen und im Gefrierfach erkalten lassen. Nach ca. 2 Stunden sollte das Sorbet verzehrfertig sein.

Süßer Fenchel-Salat ~ 132 kcal

Zubereitungszeit: 15 Minuten ☺
Portionen: 4 Portionen
Schwierigkeit: leicht ☺

Zutaten:

- 1 Knolle Fenchel
- 1 Dose Ananas, ohne Zucker
- 1 Banane
- 1 Handvoll Walnüsse
- Stevia nach Geschmack

Zubereitung:

Zunächst den Fenchel putzen, in dünne Scheiben schneiden und in eine Salatschüssel geben.

Anschließend die Banane schälen und ebenfalls in Scheiben schneiden. Diese zum Fenchel geben.

Nun die Ananas zusammen mit dem Saft in die Schüssel geben und alles mit Stevia abschmecken.

Zum Schluss den Salat noch mit den Walnüssen bestreuen und etwas ziehen lassen, bevor dieser serviert wird.

Erdbeersirup ~ 62 kcal

Zubereitungszeit: 30 Minuten ☺
Portionen: 2 Portionen
Schwierigkeit: mittel ☺

Zutaten:

- 60 g Erdbeerreste (Grün mit etwas Frucht)
- 125 ml Wasser
- 60 g Xylit

Zubereitung:

Für den Sirup alle Zutaten in einen Topf geben und unter ständigem Rühren aufkochen, bis sich das Xylit aufgelöst hat.

Anschließend das Grün der Erdbeeren mit einer Gabel zerdrücken und bei niedriger Wärmezufuhr für 20 Minuten köcheln lassen.

Zum Schluss die Masse mit einem Pürierstab mixen, in ein Glas füllen und im Kühlschrank aufbewahren.

Hafer-Cookies ~ 136 kcal

Zubereitungszeit: 25 Minuten ☺
Portionen: 5 Portionen
Schwierigkeit: leicht ☺

Zutaten:

- 70 g Haferflocken
- 2 Bananen
- 2 EL Vanille Xylit
- eine Handvoll Xucker Chocolate Drops

Zubereitung:

Zunächst den Backofen auf 160° C vorheizen und ein Backblech mit Backpapier auslegen.

Anschließend die Banane schälen und in Scheiben schneiden und mit Haferflocken vermengen.

Nun noch die Chocolate Drops und das Vanille-Xylit hinzugeben und untermischen.

Mit einem Teelöffel etwas Teig auf das Backblech legen, dabei darauf achten, dass die Teiglinge nicht zu nah aneinander liegen.

Die Cookies im Backofen für ca. 15 Minuten goldbraun backen.

Kokosmakronen ~ 140 kcal

Zubereitungszeit: 40 Minuten ☺
Portionen: 15 Portionen
Schwierigkeit: leicht ☺

Zutaten:

- 250 g Xylit
- 250 g Kokosraspeln
- 4 Eiweiß
- 6 g Vanillearoma
- 15 Backoblaten (40mm)

Zubereitung:

Den Backofen auf 150° C vorheizen und ein Backblech mit Backpapier auslegen.

Anschließend das Eiweiß in ein hohes Rührgefäß geben und steif schlagen. Xylit, Vanillearoma und Kokosraspeln hinzugeben und vorsichtig unterrühren.

Nun 1 Teelöffel der Masse auf jeweils eine der Oblaten geben und auf das Backblech legen.

Die Makronen für 25 Minuten backen und anschließend auskühlen lassen.

Cantuccini ~ 76 kcal

Zubereitungszeit: 60 Minuten ☺
Portionen: 65 Portionen
Schwierigkeit: leicht ☺

Zutaten:

- 300 g Mandeln
- 300 g Xylit
- 500 g Weizenmehl
- 3 Eigelb, 2 Eier, 1 verquirltes Ei
- 1 Zitrone
- gemahlene Vanille, ½ Pck. Backpulver

Zubereitung:

Zunächst den Backofen auf 140° C vorheizen und ein Backblech mit Backpapier auslegen.
Die Mandeln auf das Blech legen und für 10 Minuten rösten. Anschließend auskühlen lassen.
In der Zwischenzeit Xylit, Eigelb, Eier, Vanille und Zitronenabrieb in eine Schüssel geben und schaumig schlagen.
Nun die Mandeln hacken und zum Teig geben. Vorsichtig unterheben.
Anschließend Mehl und Backpulver vermengen und zum Teig geben. Gut verkneten, bis ein fester Teig entstanden ist, der leicht bröselt.
Den Backofen nun auf 190° C vorheizen und das Backblech mit Backpapier auslegen. Aus dem Teig 3-4 Rollen in der Länge des Backblechs formen und diese auf das Blech legen. Die Stangen mit dem verquirlten Ei einstreichen und für 20 Minuten backen.
Nach Ende der Backzeit die Stangen etwas auskühlen lassen und in ca. 2 cm dicke Scheiben schneiden.
Diese Scheiben nochmals auf das Backblech legen und für weitere 10 Minuten bei 170° C fertig backen.

Mandel-Möhren-Muffins ~ 165 kcal

Zubereitungszeit: 40 Minuten ☺
Portionen: 12 Portionen
Schwierigkeit: leicht ☺

Zutaten:

- 180 g Mandeln, gemahlen
- 60 g Haselnüsse, gemahlen
- 2 Möhren
- 4 Eier
- 100 g Xylit
- 1 TL Zimt

Zubereitung:

Zunächst den Backofen auf 200° C vorheizen und eine Muffinform leicht einfetten.
Nun die Möhren schälen und fein raspeln.

Anschließend die Eier trennen und das Eiweiß in einem hohen Rührgefäß steif schlagen.

Das Eigelb mit dem Xylit in eine Rührschüssel geben und schaumig schlagen. Haselnüsse, Möhren und Zimt hineingeben und vermengen. Den Eischnee hinzufügen und vorsichtig unterheben.

Im Anschluss den Teig in die vorbereiteten Förmchen geben und für 20-25 Minuten backen.

Walnuss-Brownies ~ 227 kcal

Zubereitungszeit: 45 Minuten ☺
Portionen: 12 Portionen
Schwierigkeit: leicht ☺

Zutaten:

- 425 g Kidneybohnen
- 120 g Xylit
- 50 g Mandeln, gemahlen
- 3 Eier
- 3 EL Kokosöl
- 2 EL neutrales Pflanzenöl
- 150 g Xucker Chocolate Drops
- 50 g Rohkakao
- 1 TL Vanilleextrakt
- ½ TL Backpulver
- 1 TL Kaffeepulver
- eine Handvoll Walnüsse

Zubereitung:

Zunächst den Backofen auf 175° C vorheizen und eine Backform (20*20 cm) einfetten.
Anschließend 100 g Schokolade zusammen mit dem Kokosöl in eine Schale geben und über dem Wasserbad schmelzen lassen.
Die geschmolzene Schokolade zusammen mit den Bohnen in den Mixer geben und zu einer homogenen Masse vermengen.
Nun Xylit und Eier und Vanille hinzugeben und nochmals durchmixen.
Die Masse in eine Rührschüssel geben und Kaffeepulver, Kakao, Backpulver und Mandeln hinzugeben. Erneut alles gut vermengen und zum Schluss Walnüsse und die restliche Schokolade, die vorher grob gehackt wurde, unterheben. Den fertigen Teig in die Backform füllen und für 30 Minuten backen.

Karotten-Würfel ~ 140 kcal

Zubereitungszeit: 45 Minuten ☺
Portionen: 12 Portionen
Schwierigkeit: leicht ☺

Zutaten:

- 160 g Karotten, geraspelt
- 150 g Mandeln, gerieben
- 5 EL Xylit
- 4 Eier
- 1 EL Backkakao
- ½ TL Backpulver
- ½ TL Ingwer, frisch gerieben
- ½ TL Zimt
- eine Handvoll Möhren, geraspelt
- eine Handvoll Haselnüsse, geröstet
- etwas Xylit

Zubereitung:

Als erstes den Backofen auf 170° C vorheizen und eine eckige Kuchenform (20*30 cm) mit Backpapier auskleiden.

Im Anschluss die Eier in eine Schüssel schlagen und zusammen mit dem Xylit schaumig schlagen.

Die restlichen Zutaten, bis auf die Handvoll Möhren, Haselnüsse und etwas Xylit ebenfalls in die Schüssel geben und alles zu einem homogenen Teig verarbeiten.
Den Teig in die vorbereitete Kuchenform füllen und für 40 Minuten backen.
Anschließend den Kuchen abkühlen lassen und zum Schluss mit Möhren, Haselnüssen und Xylit garnieren. Vor dem Servieren in Würfel schneiden.

Rezepte für die Follikelphase

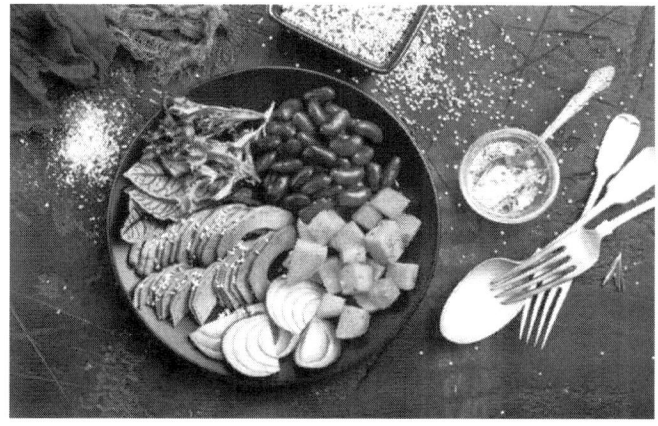

Tofu mit Pilzen ~ 276 kcal

Zubereitungszeit: 20 Minuten ☺
Portionen: 2 Portionen
Schwierigkeit: leicht ☺

Zutaten:

- 200 g Räuchertofu
- 100 g Pfifferlinge
- 2 Frühlingszwiebeln
- 1 EL Petersilie
- ½ TL Kurkuma
- Salz und Pfeffer
- 1 EL Olivenöl

Zubereitung:

Zunächst die Pilze putzen und die Frühlingszwiebeln in Ringe schneiden. Den Tofu zerbröseln.

Öl in einer Pfanne erhitzen und die Pilze zusammen mit Tofu, Frühlingszwiebeln, Petersilie und den Gewürzen anbraten.

Zum Schluss auf Tellern anrichten und servieren.

Tomatenaufstrich ~ 248 kcal

Zubereitungszeit: 10 Minuten ☺
Portionen: 4 Portionen
Schwierigkeit: leicht ☺

Zutaten:

- 150 g Cashewkerne, eingeweicht
- 4 getrocknete Tomaten
- 100 ml Wasser
- 1 EL Hefeflocken
- 1 TL Oregano
- eine Prise Paprikapulver
- eine Prise Salz

Zubereitung:

Die eingeweichten Cashewkerne zusammen mit den Tomaten, den Hefeflocken und den Gewürzen in den Mixer geben und alles pürieren.

Den fertigen Aufstrich in ein Schraubglas füllen und kühl lagern.

Der Aufstrich hält sich im Kühlschrank einige Tage.

Zitrusmarmelade ~ 187 kcal

Zubereitungszeit: 30 Minuten ☺
Portionen: 4 Portionen
Schwierigkeit: leicht ☺

Zutaten:

- 100 ml Zitronensaft
- 50 ml Limettensaft
- 50 ml Orangensaft
- 50 ml Kokosmilch, fettreduziert
- 25 ml Wasser
- 150 g Xylit
- 3 EL Mandelmus
- 1 EL Speisestärke

Zubereitung:

Zunächst Zitronen-, Limetten- und Orangensaft zusammen mit der Kokosmilch, dem Mandelmus und dem Xylit in einen Topf geben und zum Kochen bringen.

Währenddessen die Stärke mit Wasser verrühren und die Masse im Topf mit dieser binden.

Die Temperatur verringern, damit die Masse eindicken kann. Dabei mit einem Kochlöffel umrühren, damit nichts ankocht.

Anschließend die Marmelade ein Einmachglas füllen und kaltstellen. Sie hält sich einige Tage im Kühlschrank.

Himbeerjoghurt ~ 417 kcal

Zubereitungszeit:	12 Stunden 20 Minuten ☺
Portionen:	1 Portion
Schwierigkeit:	leicht ☺

Zutaten:

- 200 ml Wasser
- 80 g griechischer Joghurt, fettarm, 0,2%
- 50 g Himbeeren
- 2 EL Leinsamen
- 2 EL Flohsamenschalen
- 2 EL Knuspermüsli, zuckerfrei
- 1 EL Xylit
- 1 EL Chiasamen

Zubereitung:

Als erstes die Leinsamen, Chiasamen und Flohsamen in einer Schüssel mit Wasser über Nacht quellen lassen.

Anschließend Joghurt und Xylit hinzugeben und untermengen.

Nun die Himbeeren in etwas Wasser kurz aufkochen und über den Joghurt geben.

Garniert wird das Ganze mit etwas Knuspermüsli.

Vanilleporridge ~ 249 kcal

Zubereitungszeit: 10 Minuten ☺
Portionen: 2 Portionen
Schwierigkeit: leicht ☺

Zutaten:

- 200 ml Mandelmilch, ungesüßt
- 70 g Haferflocken
- 2 EL Eiweißpulver, Vanille-Geschmack
- 1 EL Chiasamen
- 1 EL Xylit
- 1 EL Himbeeren

Zubereitung:

Als erstes einen Topf auf den Herd stellen und die Milch einfüllen.

Eiweißpulver, Haferflocken, Chiasamen und Xylit hinzugeben und bei mittlerer Wärmezufuhr für 3-5 Minuten kochen. Dabei gelegentlich umrühren, damit nichts ansetzt.

Zum Schluss das fertige Porridge noch warm in zwei Schüsseln füllen und mit den Himbeeren garnieren.

Grießbrei mit Himbeeren ~ 146 kcal

Zubereitungszeit: 20 Minuten ☺
Portionen: 4 Portionen
Schwierigkeit: leicht ☺

Zutaten:

- ½ Tasse Dinkelgrieß
- 150 ml Tassen Mandelmilch
- 150 g Himbeeren
- 2 TL Mandelbutter
- 1 TL Agavendicksaft
- 2 EL Mandelblätter
- ½ TL Kardamom
- Ahornsirup
- 1 Prise Vanille

Zubereitung:

Als erstes 1 TL Butter in einem Topf zerlassen. Das Grieß hinzugeben und darin anrösten. Mit der Mandelmilch ablöschen und mit einem Schneebesen verrühren.

Anschließend einen weiteren TL Butter in einer Pfanne erhitzen und die Gewürze darin anrösten. Die Himbeeren putzen und zu den Gewürzen in die Pfanne geben. Auf eine Hälfte der Pfanne schieben.

Nun die Mandeln auf die andere Seite der Pfanne geben, mit dem Agavendicksaft süßen und ebenfalls anrösten.

Zum Schluss den Grießbrei zusammen mit den Himbeeren und den Mandeln in einer Schüssel anrichten.

Orangener Smoothie ~ 141 kcal

Zubereitungszeit: 5 Minuten ☺
Portionen: 2 Portionen
Schwierigkeit: leicht ☺

Zutaten:

- 2 Maracujas
- 1 Banane
- 2 Orangen
- ½ Drachenfrucht
- 1 EL Limettensaft
- 150 ml Wasser
- 1 TL Kokosöl

Zubereitung:

Zuerst die Maracujas, die Orange und die Drachenfrucht halbieren und das Fruchtfleisch mit einem Löffel herauslösen.

Die Banane schälen und in Stücke schneiden.

Das Fruchtfleisch zusammen mit der Banane, dem Limettensaft, Wasser und Kokosöl in den Mixer geben und pürieren.

In zwei Gläser füllen und genießen.

Avocado-Erdbeer-Salat ~ 619 kcal

Zubereitungszeit:	10 Minuten ☺
Portionen:	1 Portion
Schwierigkeit:	leicht ☺

Zutaten:

- ½ Avocado
- 100 g Erdbeeren
- 60 g Mozzarella
- 3 EL Olivenöl
- 5 g Xylit
- 1 EL Weißweinessig
- 1 EL Basilikum
- 1 Msp. Pfeffer
- ½ TL Salz

Zubereitung:

Zunächst den Stein der Avocado entfernen und das Fruchtfleisch aus der Schale lösen. Dieses in dünne Scheiben schneiden.

Die Erdbeeren waschen, das Grün entfernen und die Erdbeeren vierteln.

Nun noch den Mozzarella in Scheiben schneiden und anschließend zusammen mit Avocado und Erdbeeren in eine Schüssel geben.

Für das Dressing Olivenöl, Essig, Xylit, Salz und Pfeffer in einem Rührgefäß miteinander vermischen und über den Salat geben. Den fertigen Salat mit Basilikum garnieren.

Gurkensalat ~ 99 kcal

Zubereitungszeit:	25 Minuten ☺
Portionen:	3 Portionen
Schwierigkeit:	leicht ☺

Zutaten:

- 400 g Salatgurke
- 30 g Olivenöl
- 12 g Zitronensaft
- 5 g Xylit
- 1 Prise Pfeffer
- 1 Prise Piment d'Espelette

Zubereitung:

Die Gurke gut waschen und mit einem Sparschäler in dünne „Nudeln" schneiden. Diese in eine Schüssel eben und mit Salz würzen. Für 15 Minuten stehen lassen. Das Salz entzieht der Gurke das Wasser, so wird der Salat nicht zu wässrig.

In der Zwischenzeit Öl, Zitronensaft, Xylit, Pfeffer und Piment d'Espelette in eine Schüssel geben und verrühren.

Nun noch das Wasser der Gurken abgießen und den Salat mit dem Dressing anmachen.

Tomaten-Salat mit Tofu ~ 145 kcal

Zubereitungszeit: 30 Minuten ☺
Portionen: 2 Portionen
Schwierigkeit: leicht ☺

Zutaten:

- 3 Tomaten
- 100 g Seidentofu
- 60 ml Hafercuisine
- 1 EL Olivenöl
- 2 TL Balsamicoessig
- 1 EL Kräuter der Provence
- 1 TL Agar-Agar
- ¼ TL Salz
- ¼ TL Zwiebelpulver
- ¼ TL Zitronensaft

Zubereitung:

Zunächst Hafercuisine, Zitronensaft, Agar-Agar und Gewürze in den Mixer geben und gut pürieren.

Diese Masse in einen Topf geben und kurz aufkochen lassen. Dabei ständig rühren, damit diese nicht ansetzt.

Anschließend das Dressing nochmals mixen und 20 Minuten in den Kühlschrank geben.
Währenddessen den Tofu in Scheiben schneiden, die Tomaten waschen, halbieren und ebenfalls in Scheiben schneiden.

Olivenöl, Balsamico und Kräuter in eine Schale geben und vermischen.
Zum Schluss den Tofu mit den Tomaten anrichten und mit den Dressings beträufeln.

Reissalat ~ 474 kcal

Zubereitungszeit:	30 Minuten ☺
Portionen:	2 Portionen
Schwierigkeit:	leicht ☺

Zutaten:

- 150 g Reis
- 60 g grüne Bohnen
- 1 kl. Dose Kidneybohnen
- 1 Mango
- 1 Bund Petersilie
- 1 Zwiebel
- 1 Zitrone
- 2 EL Olivenöl
- 2 Kardamomkapseln
- Salz

Zubereitung:

Zuerst die grünen Bohnen waschen und kleinschneiden. In einem Topf mit Wasser die Bohnen bissfest garen.

In der Zwischenzeit den Reis in einen zweiten Topf mit Wasser geben und auch diesen garen lassen.
Währenddessen die Mango schälen und kleinschneiden. Die Petersilie putzen und kleinhacken. Die Kidneybohnen gründlich waschen. Den Kardamom aus der Kapsel holen und fein mörsern. Alles gut vermengen.
Nun die Zwiebel schälen, halbieren und würfeln. Das Öl in einer Pfanne erhitzen und die Zwiebel darin andünsten.
Die Zitrone halbieren und den Saft auspressen. Nun Zitronensaft, Zwiebeln und Olivenöl in den Mixer geben und pürieren.
Reis und Bohnen zu den restlichen Zutaten in die Schüssel geben und mit dem Zwiebeldressing vermengen.

Linsensalat ~ 589 kcal

Zubereitungszeit: 15 Minuten ☺
Portionen: 1 Portion
Schwierigkeit: leicht ☺

Zutaten:

- 2 Händevoll Babyspinat
- 1 Handvoll Linsen
- 40 g Sprossen
- 10 Oliven
- 1 EL Hanfsamen
- 1 EL Kürbiskerne
- 1 Zitrone
- 1 EL Olivenöl
- 1 EL Sesamöl

Zubereitung:

Zuerst die Linsen kochen und anschließend quellen lassen.

Danach den Spinat und die restlichen Zutaten hinzugeben. Nacheinander die Öle zum Salat geben und vermengen.

Die Zitrone halbieren, den Saft auspressen und den Salat hiermit abschmecken.

Kartoffelsuppe mit Tofu ~ 267 kcal

Zubereitungszeit: 30 Minuten ☺
Portionen: 2 Portionen
Schwierigkeit: leicht ☺

Zutaten:

- 100 g Kartoffeln
- 1 Zwiebel
- 1 Knoblauchzehe
- 50 g Räuchertofu
- 200 ml Gemüsebrühe
- 1 EL Petersilie
- 2 EL Olivenöl
- eine Prise Paprikapulver, rosenscharf
- Salz und Pfeffer

Zubereitung:

Zunächst die Zwiebel schälen, halbieren und klein würfeln. Den Knoblauch schälen und fein hacken. Die Kartoffeln schälen und in mundgerechte Stücke schneiden.

Anschließend 1 EL Olivenöl in einem Topf erhitzen und Kartoffeln, Zwiebeln und Knoblauch darin andünsten.

Alles mit Paprika, Salz und Pfeffer würzen und mit der Gemüsebrühe ablöschen.

Die Suppe zum Kochen bringen und 20 Minuten kochen lassen.
Währenddessen den Tofu in Würfel schneiden.
Das restliche Olivenöl in einer Pfanne erhitzen und den Tofu darin braten.
Die Suppe zum Schluss grob mit einem Stabmixer pürieren und mit dem Tofu zusammen servieren.

Brokkoli Suppe ~ 499 kcal

Zubereitungszeit: 20 Minuten ☺
Portionen: 2 Portionen
Schwierigkeit: leicht ☺

Zutaten:

- 1 Brokkoli
- 1 Knoblauchzehe
- 1 Zwiebel
- 250 ml Gemüsebrühe
- 100 g Cashewkerne
- 1 EL Olivenöl
- Curry
- Kurkuma
- Paprika, rosenscharf
- Salz und Pfeffer

Zubereitung:

Als erstes die Zwiebel schälen, halbieren und hacken. Den Knoblauch ebenfalls schälen und fein hacken. Den Brokkoli in Röschen teilen.

Öl in einem Topf erhitzen und Zwiebeln und Knoblauch darin glasig andünsten. Den Brokkoli hinzugeben und mitbraten.

Mit der Gemüsebrühe ablöschen und für 15 Minuten kochen lassen.

Währenddessen eine Pfanne erhitzen und die Cashewkerne zusammen mit den Gewürzen anbraten.

Zum Schluss die Brokkoli-Suppe mit einem Stabmixer pürieren, in Teller anrichten und mit den Cashewkernen garnieren.

Fruchtige Zucchinisuppe ~ 193 kcal

Zubereitungszeit: 15 Minuten ☺
Portionen: 1 Portion
Schwierigkeit: leicht ☺

Zutaten:

- 80 g Zucchini
- 1 Knoblauchzehe
- ½ Zwiebel
- 4 Grapefruitfilets
- 1 EL Grapefruitsaft
- 200 ml Gemüsebrühe
- 2 EL Mandelmilch
- 1 TL Öl
- 1 Prise Ingwerpulver
- Salz und Pfeffer

Zubereitung:

Als erstes die Zucchini schälen und klein schneiden. Die Zwiebel schälen, halbieren und würfeln. Den Knoblauch schälen und ebenfalls hacken.

Öl in einem Topf erhitzen und Zucchini zusammen mit Zwiebel und Knoblauch darin anbraten.

Mit der Gemüsebrühe ablöschen und den Grapefruitsaft hinzugeben.

Die Filets ebenfalls in den Topf geben und die Suppe mit Ingwer, Salz und Pfeffer abschmecken.

6 Minuten kochen und zum Schluss die Mandelmilch einrühren. Mit einen Stabmixer die Suppe pürieren.

Spinatbällchen ~ 242 kcal

Zubereitungszeit: 15 Minuten ☺
Portionen: 2 Portionen
Schwierigkeit: leicht ☺

Zutaten:

- 250 g Kichererbsen
- 100 g Blattspinat
- 2 EL Vollkornmehl
- 2 EL Kokosöl
- jeweils eine Prise Kurkuma, Kreuzkümmel, Curry
- Salz und Pfeffer

Zubereitung:

Zunächst die Kichererbsen zusammen mit Blattspinat, Vollkornmehl und den Gewürzen vermengen und daraus mit feuchten Händen Bällchen formen.

Kokosöl in einer Pfanne erhitzen und die Bällchen darin ausbacken.

Gebackene Zucchini mit Cashew-Dip ~ 421 kcal

Zubereitungszeit: 30 Minuten ☺
Portionen: 2 Portionen
Schwierigkeit: leicht ☺

Zutaten:

- 1 Zucchini
- 100 g Cashewkerne
- 100 ml Wasser
- 2 EL Hefeflocken
- 1 EL Zitronensaft
- 1 EL Olivenöl
- Paprikapulver
- Knoblauchpulver
- Salz und Pfeffer

Zubereitung:

Zunächst die Zucchini waschen und in Scheiben schneiden.

Im Anschluss Olivenöl und Salz in einer Schale vermengen und die Zucchini darin kurz marinieren.

Ein Backblech mit Backpapier auslegen und die Scheiben darauf verteilen.

Diese bei 180°C für 20 Minuten backen.

Währenddessen Cashewkerne mit Wasser, Hefeflocken, Zitronensaft, Olivenöl und den Gewürzen in einen Mixer geben und pürieren.

Zum Schluss die Zucchinischeiben mit dem Dip anrichten und servieren.

Gemüsepfanne mit mariniertem Tofu ~ 453 kcal

Zubereitungszeit: 20 Minuten ☺
Portionen: 2 Portionen
Schwierigkeit: leicht ☺

Zutaten:

- 250 g Kräutertofu
- 300 g Weißkohl
- 2 Zwiebeln
- 2 Möhren
- 100 ml Gemüsebrühe
- 2 EL geröstete Cashewkerne
- 4 EL Sojasauce
- 2 EL Olivenöl
- 2 TL Limettensaft

Zubereitung:

Zunächst die Sojasauce in eine Schüssel geben. Den Tofu in Würfel schneiden und in der Sauce einlegen.

Währenddessen die Zwiebeln schälen, halbieren und würfeln. Die Möhren schälen und in Stifte schneiden. Den Weißkohl waschen und ebenfalls in Streifen schneiden.

Nun 1 EL Olivenöl in einer Pfanne erhitzen und das Gemüse darin anbraten.
Mit der Gemüsebrühe ablöschen und für 5 Minuten bei geschlossenem Deckel kochen.
Dann in einer zweiten Pfanne das restliche Olivenöl erhitzen und den Tofu anbraten. Den Limettensaft hinzugeben und kurz köcheln lassen.
Den Tofu zusammen mit der Gemüsepfanne anrichten und servieren.

Linsennudeln mit Pesto ~ 764 kcal

Zubereitungszeit: 15 Minuten ☺
Portionen: 1 Portion
Schwierigkeit: leicht ☺

Zutaten:

- 80 g Linsennudeln
- 1 Knoblauchzehe
- 2 EL Cashewkerne
- 2 Stiele Koriander
- 2 Stiele Basilikum
- 2 Stiele Petersilie
- 2 EL Olivenöl
- 1 Chilischote
- Saft einer halben Limette
- etwas Salz

Zubereitung:

Als erstes die Linsennudeln nach Packungsanweisung zubereiten.

Währenddessen den Knoblauch schälen und fein hacken. Die Chilischote waschen und ebenfalls hacken.

Beides zusammen mit Cashewkernen, Koriander, Basilikum, Petersilie, Olivenöl, Limettensaft und Salz in einen Mixer geben und zu einem Pesto pürieren.

Die Nudeln abgießen und in eine Pfanne geben. Das Pesto hinzufügen und alles vermengen.

Kurz erwärmen und auf Tellern angerichtet servieren.

Curry-Tofu-Pfanne mit Kokos ~ 308 kcal

Zubereitungszeit: 25 Minuten ☺
Portionen: 4 Portionen
Schwierigkeit: leicht ☺

Zutaten:

- 400 g Tofu
- 400 ml Kokosmilch
- 150 g braune Champignons
- 1 rote Paprikaschote
- 1 Zwiebel
- 125 g Zuckerschoten
- 7 Stiele Koriander
- 2 EL Öl
- 1 TL Currypulver
- Salz und Pfeffer

Zubereitung:

Zunächst den Tofu in Würfel schneiden. Die Zwiebel schälen, halbieren und ebenfalls würfeln.

Die Champignons putzen und halbieren. Die Paprika waschen, entkernen und in Streifen schneiden. Nun noch die Zuckerschoten waschen und schräg halbieren.
Das Öl in einer Pfanne erhitzen und Paprika und Champignons darin für 4 Minuten anbraten.
Anschließend die Zwiebeln hinzugeben und für weitere 2 Minuten braten. Nun den Tofu und die Zuckerschoten hineingeben und alles mit Curry, Salz und Pfeffer würzen.
Nun das Ganze mit der Kokosmilch ablöschen und bei geschlossenem Deckel für 3 Minuten leicht kochen lassen.
Währenddessen den Koriander waschen und hacken.
Zum Schluss die Curry-Tofu-Pfanne mit Koriander bestreuen.

Spargelpfanne mit Hähnchen ~ 520 kcal

Zubereitungszeit: 30 Minuten ☺
Portionen: 2 Portionen
Schwierigkeit: leicht ☺

Zutaten:

- 220 g Hähnchenbrust
- 150 g Nudeln
- 2 Knoblauchzehen
- 200 g Spargel, grün
- 3 Eier
- 1 EL Öl

Zubereitung:

Zunächst die Nudeln nach Packungsanweisung zubereiten.

Währenddessen das Fleisch waschen, mit einem Tuch trockentupfen und würfeln.

Nun das Öl in einer Pfanne erhitzen und das Fleisch darin scharf anbraten. Den Knoblauch schälen und hacken und ebenfalls in die Pfanne geben.

Anschließend den Spargel waschen, die holzigen Enden entfernen und den Rest kleinschneiden.

Den Spargel ebenfalls in die Pfanne geben und kurz mitbraten. Die Eier in die Pfannenmitte schlagen und einrühren.

Danach die Nudeln abgießen und ebenfalls in die Pfanne geben. Alles gut vermengen.

Putenschnitzel ~ 251 kcal

Zubereitungszeit: 15 Minuten ☺
Portionen: 4 Portionen
Schwierigkeit: leicht ☺

Zutaten:

- 600 g Putenbrust
- 1 EL Butter
- 8 Gewürzgurken
- 4 EL Schnittlauchröllchen
- 4 Eier
- Salz und Pfeffer

Zubereitung:

Zuerst die Putenbrust waschen, trockentupfen und zwischen einer Frischhaltefolie flachklopfen. Mit Salz und Pfeffer würzen. Die Gewürzgurken kleinschneiden.

Butter in einer Pfanne erhitzen und das Fleisch darin von beiden Seiten anbraten.

Anschließend das Fleisch aus der Pfanne nehmen und das Ei hineinschlagen. Das Spiegelei braten und mit dem Fleisch zusammen auf einem Teller anrichten. Mit dem Schnittlauch und den Gewürzgurken garnieren und genießen.

Reisnudeln mit Knoblauch und Tofu ~ 469 kcal

Zubereitungszeit: 20 Minuten ☺
Portionen: 4 Portionen
Schwierigkeit: leicht ☺

Zutaten:

- 320 g Reisnudeln
- 280 g Tofu
- 2 Knoblauchzehen
- 40 g Sojasprossen
- 4 Frühlingszwiebel
- 4 EL Sojasauce
- 4 EL Erdnüsse
- ½ TL Rohrzucker
- 1 EL Öl

Zubereitung:

Zunächst heißes Wasser in eine Schüssel geben und die Nudeln darin einlegen.

Währenddessen den Tofu in Würfel schneiden. Den Knoblauch schälen und fein hacken. Die Frühlingszwiebel waschen und in feine Ringe schneiden. Die Erdnüsse hacken.

Öl in einer Pfanne erhitzen und Knoblauch und Tofu darin anrösten.

Die Nudeln, Erdnüsse, Sojasauce und den Rohrzucker in die Pfanne geben und alles für 3 Minuten braten.

Auf einem Teller anrichten, mit den Frühlingszwiebelringen bestreuen und servieren.

Zitronenbuttermilch mit Erdbeeren ~ 107 kcal

Zubereitungszeit:	5 Minuten ☺
Portionen:	1 Portion
Schwierigkeit:	leicht ☺

Zutaten:

- 200 ml Buttermilch
- 200 g Erdbeeren
- 1 EL Zitronensaft

Zubereitung:

Zuerst die Buttermilch zusammen mit dem Zitronensaft in eine Schüssel geben und mit einem Schneebesen verquirlen.

Die Erdbeeren waschen, das Grün entfernen und vierteln.

Zitronen-Buttermilch zusammen mit den Erdbeeren genießen.

Mousse au Matcha ~ 78 kcal

Zubereitungszeit: 20 Minuten ☺
Portionen: 4 Portionen
Schwierigkeit: leicht ☺

Zutaten:

- 200 g Seidentofu
- 1 EL Matcha-Pulver
- 1 EL Agavendicksaft
- 2 EL Kokosblütenzucker
- 4 EL getrocknete Maulbeeren
- 1 TL Limettenschalen
- 1 TL Limettensaft
- eine Prise Vanille

Zubereitung:

Zunächst den Tofu halbieren und eine Hälfte mit Limettensaft, -schalen, Agavendicksaft und Matcha in einen Mixer geben und pürieren.

Diese Mischung auf 4 Gläser aufteilen.

Anschließend den restlichen Tofu zusammen mit Zucker, Maulbeeren und Vanille in den Mixer geben und ebenfalls pürieren.

Auch diese Masse in die Gläser füllen und die Mousse bis zum Verzehr im Kühlschrank lagern.

Erdbeerbällchen ~ 107 kcal

Zubereitungszeit: 15 Minuten ☺
Portionen: 10 Portionen
Schwierigkeit: leicht ☺

Zutaten:

- 100 g Erdbeeren
- 100 g Haferflocken
- 50 g Mandeln
- 50 g Chiasamen
- 2 EL Kokosöl

Zubereitung:

Zunächst die Mandeln und die Haferflocken in den Mixer geben und mahlen.

Anschließend das Kokosöl in einen Topf gebe und schmelzen. Dieses Öl zusammen mit den Erdbeeren zu der Mandelmischung geben und vermengen.

Aus der Masse mit angefeuchteten Händen 10 Bällchen formen.

Die Bällchen in den Chiasamen wälzen und genießen.

Fruchtige-Waffeln mit Mango Spiegel ~ 124 kcal

Zubereitungszeit: 30 Minuten ☺
Portionen: 2 Portionen
Schwierigkeit: leicht ☺

Zutaten:

- 150 g Erdbeeren
- ½ Mango
- 30 ml Sojamilch
- 3 EL Mandelmehl
- 2 EL Sojajoghurt
- ½ TL Backpulver
- eine Prise Zimt
- eine Prise Salz

Zubereitung:

Zuerst die Mango schälen und in Stücke schneiden.

Die Mango-Stücke zusammen mit dem Joghurt in einen Mixer geben und pürieren.

Anschließend die Erdbeeren waschen und halbieren.

Diese dann zusammen mit Milch, Mandelmehl, Backpulver, Zimt und Salz in eine Schüssel geben und mit einem Handrührgerät zu einem homogenen Teig verkneten.

Das Waffeleisen einfetten und den Teig nacheinander ausbacken.

Die fertigen Waffeln mit der Mango-Sauce anrichten und servieren.

Gebrannte Mandeln und Nüsse ~ 372 kcal

Zubereitungszeit: 15 Minuten ☺
Portionen: 2 Portionen
Schwierigkeit: leicht ☺

Zutaten:

- 50 g Cashewkerne
- 50 g Mandeln
- 1 EL Kokosöl
- 1 TL Agavendicksaft
- eine Prise Cayennepfeffer
- eine Prise Currypulver
- eine Prise Salz

Zubereitung:

Zunächst Mandeln, Cashewkerne, Kokosöl, Agavendicksaft und Gewürze in einer Schüssel gut miteinander vermengen und in einer Pfanne anrösten. Fertig sind die gebrannten Mandeln und Nüsse.

Fruchtsalat ~ 344 kcal

Zubereitungszeit: 15 Minuten ☺
Portionen: 2 Portionen
Schwierigkeit: leicht ☺

Zutaten:

- 1 Avocado
- 3 Grapefruit, rosa
- 1 Limette, hiervon den Saft
- 1 TL Kokosblütenzucker
- 1 Prise Zimt
- ½ TL Muskat

Zubereitung:

Als erstes die Grapefruit schälen und die Filets mit einem Messer herauslösen.

Die Avocado halbieren, den Stein entfernen und das Fruchtfleisch mit einem Löffel herauslösen. Dieses in Scheiben schneiden.

Avocado und Grapefruitfilets ansprechend auf einem Teller anrichten. Die Grapefruits mit etwas Zucker bestreuen.

Aus Limettensaft, Zucker, Zimt und Muskat ein Dressing herstellen und mit diesem die Avocado-Scheiben beträufeln.

Gebackene Birne ~ 163 kcal

Zubereitungszeit: 20 Minuten ☺
Portionen: 2 Portionen
Schwierigkeit: leicht ☺

Zutaten:

- 2 Birnen
- 2 EL Agavendicksaft
- 2 EL Cashewkerne
- 1 TL Limettenabrieb
- eine Prise Salz

Zubereitung:

Als erstes die Birne waschen, vierteln und die Kerne entfernen.

Ein Backblech mit Backpapier auslegen und die Birnen darauf verteilen.

Die Birnen für 10 Minuten bei 200°C backen.

In der Zwischenzeit die Cashewkerne zusammen mit Limettenabrieb, Agavendicksaft und Salz in eine Pfanne geben und rösten.

Zum Schluss die Birnen mit den Cashewkernen bestreuen und servieren.

Schoko-Nuss-Bällchen ~ 101 kcal

Zubereitungszeit:	10 Minuten ☺
Portionen:	10 Portionen
Schwierigkeit:	leicht ☺

Zutaten:

- 100 g Cashew Butter
- 30 g Kakaopulver
- 20 g gemahlene Leinsamen
- 4 EL Rosinen
- 25 g Mandelmehl

Zubereitung:

Wenn es mal schnell gehen muss, dann ist dieses Rezept genau das Richtige.

Einfach alle Zutaten zusammen in eine Schüssel geben und verkneten.

Aus dem Teig mit den Händen Bällchen formen. Fertig!

Tofu-Erdbeer-Creme ~ 86 kcal

Zubereitungszeit: 5 Minuten ☺
Portionen: 2 Portionen
Schwierigkeit: leicht ☺

Zutaten:

- 150 g Seidentofu
- 100 g Erdbeeren
- 2 EL Agavendicksaft

Zubereitung:

Zunächst den Tofu zupfen. Die Erdbeeren waschen, das Grün entfernen und halbieren.

Beides zusammen mit dem Agavendicksaft in einem Mixer pürieren.

Die Creme in Gläser füllen und bis zum Verzehr kaltstellen.

Rezepte für die Ovulationsphase

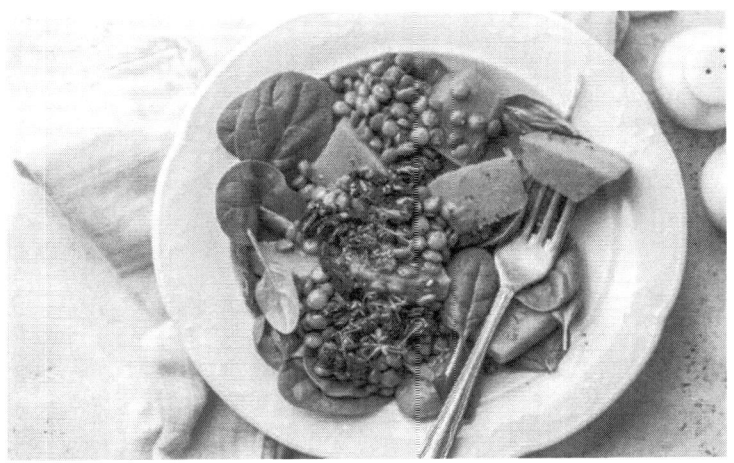

Kiwi-Papaya-Creme ~ 116 kcal

Zubereitungszeit: 15 Minuten ☺
Portionen: 2 Portionen
Schwierigkeit: leicht ☺

Zutaten:

- 2 Kiwi, gelb und grün
- 1 kleine Papaya
- 4 EL gepuffter Quinoa
- 4 EL Cashew-Milch

Zubereitung:

Zunächst die Kiwis schälen und in Würfel schneiden.

Anschließend die Papaya schälen, entkernen und die Milch hinzugeben. Alles im Mixer pürieren.

Die Creme in eine Schale geben und mit Kiwi und Quinoa garnieren.

Lauwarmer Obst-Joghurt ~ 210 kcal

Zubereitungszeit: **15 Minuten** ☺
Portionen: **2 Portionen**
Schwierigkeit: **leicht** ☺

Zutaten:

- 1 Apfel
- 1 Birne
- 1 Kiwi
- 2 EL Rosinen
- 200 g Sojajoghurt
- 1 EL Kokosöl

Zubereitung:

Zunächst Apfel, Birne und Kiwi schäen und in Würfel schneiden.

Öl in einer Pfanne erhitzen und das Obst darin anbraten.

Joghurt in eine Schale geben, die Rosinen und das Obst hinzugeben und alles vermengen.

Amaranthbrei ~ 396 kcal

Zubereitungszeit: 30 Minuten ☺
Portionen: 1 Portion
Schwierigkeit: leicht ☺

Zutaten:

- 1 EL Mandelsplitter
- ½ Tasse Amaranth
- 1 ½ Tasse Wasser
- 1 Msp. Kardamom
- etwas Kokosblütenzucker
- Ahornsirup

Zubereitung:

Zunächst das Amaranth zusammen mit dem Wasser in einen Topf füllen und für 20 Minuten quellen lassen.

Anschließend den Amaranth kurz aufkochen lassen, die Temperatur verringern und weiter köcheln lassen.

Kardamom, Mandeln und Zucker in den Brei rühren und mit Ahornsirup süßen.

Quarkbrot ~ 69 kcal

Zubereitungszeit: 50 Minuten ☺
Portionen: 15 Portionen
Schwierigkeit: mittel ☺

Zutaten:

- 500 g Magerquark
- 150 g Haferflocken
- 30 g Xylit
- 20 g Quinoa
- 1 Pck. Backpulver
- 1 Prise Salz

Zubereitung:

Als erstes den Backofen auf 220° C vorheizen und eine Kastenform mit Backpapier auskleiden.

Alle Zutaten zusammen in eine Schüssel geben und mit dem Handrührgerät zu einem homogenen Teig verarbeiten.

Den Teig anschließend in die Kastenform füllen und für 30-40 Minuten auf mittlerer Schiene fertig backen.

Birnenmüsli ~ 624 kcal

Zubereitungszeit: 15 Minuten ☺
Portionen: 2 Portionen
Schwierigkeit: leicht ☺

Zutaten:

- 300 g Vanille-Sojajoghurt
- 100 g Haferflocken
- 1 Birne
- 25 g Mandeln, gehackt
- 25 g Walnüsse, gehackt
- 25 g Haselnüsse, gehackt
- 2 EL Kokosblütenzucker
- 1 EL Zitronensaft
- 1 EL Honig

Zubereitung:

Zuerst die Birne schälen, entkernen und würfeln. Mit dem Zitronensaft vermengen, damit die Birne nicht braun wird.

Danach die Haselnüsse zusammen mit Walnüssen und Mandeln in einer beschichteten Pfanne anrösten. Den Zucker einrühren und die Pfanne vom Herd nehmen.

Nun den Joghurt mit den Haferflocken und der Birne vermengen. Mit Honig süßen und mit den Nüssen bestreuen.

Fenchelsalat ~ 140 kcal

Zubereitungszeit: 30 Minuten ☺
Portionen: 2 Portionen
Schwierigkeit: leicht ☺

Zutaten:

- 1 Fenchel
- ½ Orange
- 2 EL Sesamöl
- 1 EL Sesam
- 1 TL Reisessig
- eine Prise Salz

Zubereitung:

Zunächst den Fenchel waschen und in Ringe schneiden.

Anschließend die Orange halbieren und auspressen, den Saft dabei auffangen.

Orangensaft zusammen mit Sesamöl, Sesam, Reisessig und Salz in eine Schüssel geben und vermengen.

Das Dressing über den Fenchel geben und den Salat für 20 Minuten marinieren lassen, bevor er serviert wird.

Blumenkohlsalat ~ 213 kcal

Zubereitungszeit: 15 Minuten ☺
Portionen: 2 Portionen
Schwierigkeit: leicht ☺

Zutaten:

- 1 Blumenkohl
- 50 g Tomate
- 50 g Gurke
- 1 Knoblauchzehe
- 2 Frühlingszwiebeln
- 2 EL Cashewkerne
- 1 EL Petersilie
- 1 EL Minze
- 1 EL Olivenöl
- Salz und Pfeffer

Zubereitung:

Zunächst die Tomaten waschen und in Stücke schneiden.

Die Gurke schälen und würfeln, die Frühlingszwiebeln waschen und in Ringe schneiden.

Die Kräuter putzen und hacken.

Den Knoblauch schälen und fein hacken.

Den Blumenkohl fein reiben.

Nun alle Zutaten in eine Schüssel geben und gut mischen.

Auf Tellern anrichten und servieren.

Avocado-Tomaten-Salat ~ 334 kcal

Zubereitungszeit: 15 Minuten ☺
Portionen: 2 Portionen
Schwierigkeit: leicht ☺

Zutaten:

- 1 Avocado
- 2 Tomaten
- 1 Schalotte
- 100 g Mais
- 150 g Konjak-Nudeln, Fettuccine
- 1 EL Olivenöl
- 1 TL Balsamicoessig
- 1 TL Koriander
- Curry
- Salz und Pfeffer

Zubereitung:

Als erstes werden die Fettuccine in Salzwasser nach Packungsangabe gekocht.

Währenddessen die Schalotte schälen, halbieren und hacken. Die Avocado halbieren, den Stein entfernen und das Fruchtfleisch mit einem Löffel aushöhlen.

Die Tomaten vierteln, den Mais abschütten und alles zusammen mit den übrigen Zutaten in einer Schüssel vermengen.

Den Salat auf Tellern anrichten und genießen.

Apfel-Sellerie-Salat ~ 241 kcal

Zubereitungszeit: 10 Minuten ☺
Portionen: 1 Portion
Schwierigkeit: leicht ☺

Zutaten:

- 60 g Sellerie
- ½ Möhre
- ½ Apfel, sauer
- 1 Passionsfrucht
- ¼ Schalotte
- 80 g Sojajoghurt
- 2 EL Walnüsse, gehackt und geröstet
- 1 EL Liebstöckel, gehackt
- 1 TL Apfelessig
- Salz und Pfeffer

Zubereitung:

Zunächst den Sellerie, die Möhre und den Apfel schälen und alles raspeln. Die Passionsfrucht halbieren und das Fruchtfleisch mit einem Löffel herauslösen. Die Schalotte schälen und fein hacken.

Nun Joghurt, Apfelessig und Liebstöckel in ein Rührgefäß geben und vermengen. Das Dressing mit Salz und Pfeffer abschmecken.

Sellerie, Möhre, Apfel, Passionsfrucht und Zwiebel in eine Schüssel geben, mit dem Dressing anmachen und servieren.

Kartoffel-Brokkoli-Salat ~ 371 kcal

Zubereitungszeit:	25 Minuten ☺
Portionen:	1 Portion
Schwierigkeit:	leicht ☺

Zutaten:

- 150 g Brokkoli
- 320 g Kartoffeln, festkochend
- 1 TL Kräuterfrischkäse
- 2 EL Weißweinessig
- 1 TL Weizenkeimöl
- 1 EL veganer Sauerrahm
- Salz und Pfeffer

Zubereitung:

Zunächst den Brokkoli waschen, in Röschen teilen und in einem Topf mit gesalzenem Wasser bissfest garen.

Die Kartoffeln ebenfalls kochen.

Anschließend pellen und in Scheiben schneiden.

Aus Essig, Öl, Sauerrahm, Frischkäse, Salz und Pfeffer ein Dressing herstellen und über Brokkoli und Kartoffeln geben.

Quinoa-Gemüse-Salat ~ 276 kcal

Zubereitungszeit: 30 Minuten ☺
Portionen: 3 Portionen
Schwierigkeit: leicht ☺

Zutaten:

- 200 g Zucchini
- 100 g Quinoa
- 300 g Aubergine
- 4 EL Pflanzencreme
- 1 rote Paprika
- 2 EL gehackte Petersilie
- etwas Zitronensaft
- ½ TL Salz
- Pfeffer

Zubereitung:

Zunächst das Quinoa in ein Sieb geben und unter fließendem Wasser gründlichen waschen. 200 ml Salzwasser in einen Topf füllen und das Quinoa hinzugeben. Kurz aufkochen lassen, dann die Wärmezufuhr reduzieren und für 15 Minuten garen lassen. Anschließend vom Herd nehmen und auskühlen lassen.

Währenddessen das Gemüse putzen und kleinschneiden. Mit 2 EL Pflanzencreme vermengen und mit Salz und Pfeffer würzen.

Nun das Gemüse auf einem Backblech legen und im vorgeheizten Ofen bei 220°C für 15 Minuten backen.

Zum Schluss das Quinoa etwas auflockern und das Gemüse untermengen. Die restliche Pflanzencreme und die Petersilie hinzugeben und Salat mit Salz, Pfeffer und Zitronensaft abschmecken.

Topinambur Suppe ~ 232 kcal

Zubereitungszeit:	15 Minuten ☺
Portionen:	1 Portion
Schwierigkeit:	leicht ☺

Zutaten:

- 80 g Topinambur
- 1 Lorbeerblatt
- 200 ml Gemüsebrühe
- 30 ml Weißwein
- 1 EL Walnüsse, geröstet und gehackt
- 1 EL Liebstöckel, gehackt
- 1 TL Walnussöl
- 1 Prise Muskat, gemahlen
- Salz und Pfeffer

Zubereitung:

Zunächst die Topinambur waschen und in Stücke schneiden.

Im Anschluss das Öl in einem Topf erhitzen und die Topinambur darin anbraten. Mit der Gemüsebrühe ablöschen und den Weißwein hinzugießen.

Nun mit Salz, Pfeffer, Muskat und dem Lorbeerblatt würzen und alles für 10 Minuten köcheln lassen.

Danach das Lorbeerblatt aus der Suppe entfernen und diese mit einem Stabmixer pürieren.

Auf Tellern anrichten und mit den gehackten Walnüssen und dem Liebstöckel garniert servieren.

Kartoffel-Sauerampfer-Suppe ~ 164 kcal

Zubereitungszeit: 15 Minuten ☺
Portionen: 1 Portion
Schwierigkeit: leicht ☺

Zutaten:

- 20 g Sauerampfer
- 1 EL Kartoffel, mehligkochend und fein gerieben
- 1 Zwiebel
- 1 Knoblauchzehe
- 200 ml Gemüsebrühe
- 1 EL Apfelessig
- 1 TL Distelöl
- 1 Prise Zucker
- 1 Prise Muskat, gemahlen
- Salz und Pfeffer

Zubereitung:

Zunächst die Zwiebel schälen, halbieren und würfeln. Den Knoblauch schälen und fein hacken. Den Sauerampfer gut waschen.

Öl in einem Topf erhitzen und Zwiebeln und Knoblauch darin glasig andünsten. Anschließend mit der Gemüsebrühe ablöschen und den Essig hineingießen.

Nun die Kartoffeln, den Zucker und den Sauerampfer hinzugeben und alles für 8 Minuten kochen.

Die Suppe mit einem Stabmixer pürieren und mit Muskat, Salz und Pfeffer abschmecken.

Minestrone ~ 215 kcal

Zubereitungszeit: 15 Minuten ☺
Portionen: 1 Portion
Schwierigkeit: leicht ☺

Zutaten:

- 3 Kirschtomaten
- 30 g Pastinake
- 30 g Lauch
- 1 Knoblauchzehe
- ¼ Möhre
- 200 ml Gemüsebrühe
- 20 g Suppennudeln
- ½ TL Tomatenmark
- 1 TL Olivenöl
- Salz und Pfeffer

Zubereitung:

Zunächst die Tomaten waschen und kleinschneiden. Die Möhre schälen und in Scheiben schneiden. Die Pastinake schälen und in Würfel schneiden. Den Knoblauch schälen und fein hacken. Den Lauch waschen und in Ringe schneiden.

Anschließend Olivenöl in einem Topf erhitzen und Knoblauch zusammen mit Möhrenscheiben, Pastinaken-Würfeln und Lauchringen darin andünsten.

Danach das Tomatenmark einrühren und alles mit der Gemüsebrühe ablöschen.
Die Suppe zuerst für 4 Minuten kochen.
Im Anschluss die Tomaten und die Nudeln hinzugeben und für 6 Minuten kochen.
Die Suppe mit Salz und Pfeffer abschmecken.

Kartoffelsuppe ~ 261 kcal

Zubereitungszeit: 30 Minuten ☺
Portionen: 4 Portionen
Schwierigkeit: leicht ☺

Zutaten:

- 750 g Kartoffeln
- 1 Zwiebel
- 200 ml Sojasahne
- 1 l Gemüsebrühe
- 1 EL Olivenöl
- 1 EL Kurkuma
- 1 Msp. Safran
- 1 Bund Dill
- 1 TL Salz
- 1/3 TL Pfeffer

Zubereitung:

Zuerst wird die Zwiebel geschält, halbiert und gewürfelt. Die Kartoffeln werden ebenfalls geschält, gewaschen und in Würfel geschnitten.

Anschließend den Safran zusammen mit 3 EL lauwarmem Wasser anrühren. Das Öl in einem Topf erhitzen. Die Zwiebelwürfel hineingeben und zusammen mit dem Kurkuma anrösten.
Nun die Kartoffeln einfüllen und mitdünsten. Mit der Gemüsebrühe ablöschen und kurz aufkochen. Bei mittlerer Wärmezufuhr und geschlossenem Deckel für 20 Minuten köcheln lassen.
Den Topf vom Herd nehmen und Sojasahne, Safran, Salz und Pfeffer unterrühren. Die Suppe mit einem Stabmixer pürieren. Den Dill putzen und hacken und die Suppe damit garnieren.

Tomaten mit Avocado-Füllung ~ 251 kcal

Zubereitungszeit: 35 Minuten ☺
Portionen: 2 Portionen
Schwierigkeit: mittel ☺

Zutaten:

- 2 große Tomaten
- 1 Avocado
- 1 Frühlingszwiebel
- 1 Knoblauchzehe
- 1 EL Petersilie
- 1 EL Limettensaft
- 1 TL Olivenöl
- Salz und Pfeffer

Zubereitung:

Als erstes die Tomaten waschen, den Deckel entfernen und das Fruchtfleisch mit einem Löffel aus den Tomaten lösen.

Anschließend die Avocado halbieren, den Stein entfernen und das Fruchtfleisch ebenfalls mit einem Löffel herauslösen.

Nun den Knoblauch schälen und fein hacken. Die Frühlingszwiebel waschen und in Ringe schneiden.

Avocado Fruchtfleisch zusammen mit Frühlingszwiebeln, Knoblauch, Petersilie, Limettensaft, Olivenöl und den Gewürzen in den Mixer geben und pürieren.

Diese Masse in die ausgehöhlten Tomaten geben und auf ein mit Backpapier ausgelegtes Backblech legen.

Die Tomaten für 25 Minuten bei 180°C backen.

Gefüllte Paprika mit Quinoa ~ 624 kcal

Zubereitungszeit: 30 Minuten ☺
Portionen: 2 Portionen
Schwierigkeit: mittel ☺

Zutaten:

- 2 Paprika
- 200 g Quinoa
- 1 Zwiebel
- 1 Knoblauchzehe
- 100 g Sojahackfleisch
- 2 EL Tomatenmark
- 1 EL Olivenöl
- 1 EL Kräuter der Provence
- Salz und Pfeffer

Zubereitung:

Als erstes die Zwiebel schälen, halbieren und würfeln. Den Knoblauch schälen und fein hacken.

Im Anschluss das Öl in einer Pfanne erhitzen und Zwiebeln und Knoblauch darin glasig andünsten. Das Fleisch hinzugeben und anbraten.

Währenddessen Quinoa nach Packungsanweisung zubereiten.
Dann das Tomatenmark in die Pfanne geben und alles mit den Gewürzen abschmecken. Die Mischung für 5 Minuten braten lassen, dabei gelegentlich umrühren.
Nun die Paprika waschen, den Deckel entfernen und entkernen.
Das gegarte Quinoa mit in die Pfanne geben und alles gut vermengen. Die Mischung in die Paprika füllen und diese auf das Backblech legen
Für 20 Minuten bei 180°C backen.

Spargel-Frittata ~ 282 kcal

Zubereitungszeit: 30 Minuten ☺
Portionen: 4 Portionen
Schwierigkeit: mittel ☺

Zutaten:

- 400 g Spargel, grün
- 250 g Pellkartoffeln, vorgekocht
- 8 Kirschtomaten
- 1 Zwiebel
- 30 g Reibekäse
- 6 Eier
- 2 EL Olivenöl
- 1 Zweig Rosmarin
- ¼ Bund Petersilie
- Salz und Pfeffer

Zubereitung:

Als erstes die Kartoffeln in Salzwasser bissfest garen. Währenddessen den Spargel waschen und die holzigen Enden entfernen. Anschließend kleinschneiden.
Die Kartoffeln abgießen, pellen und in Würfel schneiden.
Nun die Zwiebel schälen, halbieren und hacken. Die Tomaten waschen und halbieren. Petersilie und Rosmarin waschen und kleinhacken.
Anschließend die Eier in eine Schüssel schlagen und mit Reibekäse, Pfeffer und Petersilie verquirlen. Öl in einer Pfanne erhitzen und Zwiebel zusammen mit dem Spargel darin für 3 Minuten anbraten. Mit Salz würzen, Kartoffeln und Rosmarin hinzugeben. Bei geschlossenem Deckel für 3 Minuten garen. Nun die Tomaten hinzugeben und nochmals 1 Minute garen. Die Ei-Masse in die Pfanne geben und bei niedriger Wärmezufuhr und geschlossenem Deckel stocken lassen.

Lachs mit Spargel ~ 595 kcal

Zubereitungszeit:	30 Minuten ☺
Portionen:	4 Portionen
Schwierigkeit:	leicht ☺

Zutaten:

- 1 kg Spargel, weiß
- 400 g geräucherter Lachs
- 10 EL Olivenöl
- 5 EL Essig
- 1 Bund Dill
- 5 EL Zitronenmelisse
- 1 Bund Petersilie
- Salz und Pfeffer

Zubereitung:

Als erstes den Spargel schälen und die holzigen Enden entfernen. In gesalzenem und gezuckertem Wasser für 10-20 Minuten garen. Anschließend abgießen und auf einer Servierplatte auslegen.

Den Lachs in dünne Scheiben schneiden und auf dem Spargel verteilen.

Nun die Kräuter putzen und hacken.

Die Kräuter mit Essig und Öl vermengen und mit Salz und Pfeffer abschmecken. Über Spargel und Lachs träufeln und servieren.

Süßkartoffelpfannkuchen ~ 169 kcal

Zubereitungszeit: 20 Minuten ☺
Portionen: 4 Portionen
Schwierigkeit: leicht ☺

Zutaten:

- 100 g Süßkartoffel
- 100 g Weizenmehl
- 1 Zwiebel
- 200 ml Sojadrink
- 2 EL Sojamehl
- Salz
- 1 EL Rapsöl

Zubereitung:

Zunächst die Süßkartoffeln schälen und reiben.

Sojamehl, Sojadrink und Mehl verrühren.

Die Zwiebel schälen, halbieren und in Würfel schneiden. Die Zwiebel zusammen mit der Süßkartoffel hinzufügen und gut vermengen.

Öl in einer Pfanne erhitzen und ein Viertel des Pfannkuchenteigs hineingeben.

3 Minuten auf jeder Seite braten

Seelachs in Dillsauce ~ 270 kcal

Zubereitungszeit: 25 Minuten ☺
Portionen: 1 Portion
Schwierigkeit: mittel ☺

Zutaten:

- 150 g Alaska-Seelachs
- 1 Schalotte
- ½ Zitrone
- 300 ml Brühe
- 20 ml Kochsahne, fettarm, 7 %
- ½ TL Butter
- 2 Zweige Thymian
- 1 TL Dill, frisch
- ½ TL Senfkörner
- Salz und Pfeffer

Zubereitung:

Als erstes die Brühe in einen Topf geben und mit Salz, Pfeffer, Thymian, Senfkörnern und Lorbeerblatt zum Kochen bringen.
Den Seelachs halbieren, waschen und trocken tupfen.

Nun die Brühe auf 70 °C abkühlen lassen und den Fisch darin für 12 Minuten garen.
Währenddessen die Schalotte schälen und fein hacken.
Die halbe Zitrone auspressen und den Dill hacken.
Butter in einer Pfanne erhitzen und die Schalotte darin andünsten.
Mit dem Zitronensaft ablöschen und den Dill hineingeben.
Etwas Fisch Sud in die Pfanne geben und die Sauce kurz köcheln lassen. Mit Salz und Pfeffer abschmecken und zum Schluss die Sahne einrühren. Den Seelachs aus der Brühe nehmen und mit der Dillsauce servieren.

Avocado mit Aprikosen Chutney ~ 554 kcal

Zubereitungszeit: 15 Minuten ☺
Portionen: 4 Portionen
Schwierigkeit: mittel ☺

Zutaten:

- 4 Avocado
- 4 Spritzer Zitronensaft
- Salz und Pfeffer
- 2 rote Zwiebeln
- 8 Aprikosen
- 8 getrocknete Tomaten
- 1 Knoblauchzehe
- 120 ml Gemüsebrühe
- 4 TL Öl
- 4 TL Sojasauce

Zubereitung:

Zunächst die Avocado halbieren, den Stein entfernen und das Fruchtfleisch mit einem Löffel herauslösen. Dieses Fruchtfleisch in Scheiben schneiden, mit Salz und Pfeffer würzen und mit Zitronensaft beträufeln.

Eine Pfanne erhitzen und die Avocado darin anbraten.

Währenddessen die Aprikosen und Tomaten kleinschneiden. Den Knoblauch schälen und ebenfalls fein hacken.

Aprikosen, Tomaten, Knoblauch, Gemüsebrühe, Öl und Sojasauce in einen Topf geben und alles für 5 Minuten unter ständigem Rühren einkochen lassen.
Die Avocado auf einem Teller anrichten und das fertige Chutney hinzugeben.

Möhrenreibekuchen ~ 477 kcal

Zubereitungszeit: 20 Minuten ☺
Portionen: 4 Portionen
Schwierigkeit: leicht ☺

Zutaten:

- 480 g Karotten
- 4 Kartoffel
- 4 EL Maismehl
- 8 EL Haferkleie
- 2 Avocado
- 2 Knoblauchzehe
- 4 EL Sojajoghurt
- 2 EL Limettensaft
- 1 EL Öl
- Salz und Pfeffer

Zubereitung:

Als erstes die Karotten und Kartoffeln schälen und raspeln.

Beides in eine Schüssel geben und mit Maismehl, Haferkleie, Salz und Pfeffer vermischen.
Öl in einer Pfanne erhitzen und mit einem Esslöffel Fladen in die Pfanne geben. Diese von beiden Seiten goldgelb ausbacken.

Währenddessen die Avocado halbieren, entsteinen und das Fruchtfleisch mit einem Löffel herauslösen. Den Knoblauch schälen und fein hacken.

Das Fruchtfleisch zermatschen und Knoblauch, Joghurt und Limettensaft hinzugeben. Gut vermengen.

Die Puffer auf einem Teller anrichten und mit dem Dip servieren.

Joghurtdrops ~ 127 kcal

Zubereitungszeit: 30 Minuten ☺
Portionen: 2 Portionen
Schwierigkeit: leicht ☺

Zutaten:

- 350 ml Mandeljoghurt
- 50 g Johannisbeeren
- 1 Apfel

Zubereitung:

Zunächst die Johannisbeeren unter fließendem Wasser abwaschen. Den Apfel schälen, entkernen und in Stücke schneiden.

Anschließend 150 ml Joghurt zusammen mit dem Obst in den Mixer geben und fein pürieren.

Nun das Püree in eine Pralinenform oder einen Eiswürfelbehälter geben und im Gefrierfach für 25 Minuten frosten.

Den restlichen Joghurt in eine Schale geben und die Drops hinzufügen.

Ein sehr erfrischendes Rezept, besonders an warmen Sommertagen.

Aprikosen-Dattel-Creme ~ 193 kcal

Zubereitungszeit: 5 Minuten ☺
Portionen: 4 Portionen
Schwierigkeit: leicht ☺

Zutaten:

- 100 g getrocknete Aprikosen
- 100 g getrocknete Datteln
- 50 g Cashewkerne
- 50 g Kakaopulver

Zubereitung:

Für dieses Dessert Aprikosen, Datteln, Cashews und Kakaopulver in den Mixer geben und pürieren.

Die Creme in Gläser füllen und bis zum Verzehr kaltstellen.

Heidelbeer-Mandel-Creme ~ 371 kcal

Zubereitungszeit: 5 Minuten ☺
Portionen: 2 Portionen
Schwierigkeit: leicht ☺

Zutaten:

- 200 g Heidelbeeren
- 6 EL weißes Mandelmus
- 1 EL Zitronensaft
- eine Prise Salz
- Zimt und Vanille

Zubereitung:

Zuerst die Heidelbeeren waschen und zusammen mit dem Mandelmus, Zitronensaft, Salz, Zimt und der Vanille in den Mixer geben und pürieren.

In Gläser füllen und genießen.

Mango-Pfirsich-Carpaccio mit Dressing ~ 155 kcal

Zubereitungszeit: 5 Minuten ☺
Portionen: 1 Portion
Schwierigkeit: leicht ☺

Zutaten:

- 1 Pfirsich
- ½ Mango
- ½ Schalotte
- ½ Chilischote, rot
- 1 Msp. Ingwer, fein gerieben
- Saft einer halben Limette
- 1 TL Sojasauce, hell
- 1 TL Kokosöl

Zubereitung:

Zuerst den Pfirsich und die Mango waschen, die Steine entfernen und in Scheiben schneiden.

Die Zwiebel schälen, halbieren und in Ringe schneiden. Die Chilischote waschen und fein hacken.

Anschließend Ingwer zusammen mit Limettensaft, Kokosöl, Sojasauce und Chili verrühren.

Mango- und Pfirsichscheiben auf einem Teller anrichten, die Zwiebeln darauf verteilen und mit dem Dressing beträufeln.

Schokocreme ~ 365 kcal

Zubereitungszeit: 5 Minuten ☺
Portionen: 2 Portionen
Schwierigkeit: leicht ☺

Zutaten:

- 1 weiche Avocado
- 1 EL Ahornsirup
- 2 EL Sojaquark
- 1 gehäufter EL Kakao
- 1 Spritzer Zitronensaft
- 1 Prise Kardamom
- 1 Prise Zimt
- 1 Prise Ingwer
- 6 Mandeln, gehackt

Zubereitung:

Zuerst die Avocado halbieren, den Stein entfernen und das Fruchtfleisch mit einem Löffel herauslösen.

Anschließend sämtliche Zutaten zusammen in einen Mixer geben und pürieren.

Die Schoko-Creme kann mit etwas Kakaopulver und gehackten Mandeln garniert werden.

Beeren-Kokos-Pudding ~ 330 kcal

Zubereitungszeit: 10 Minuten ☺
Portionen: 4 Portionen
Schwierigkeit: leicht ☺

Zutaten:

- 100 g Heidelbeeren
- 100 g Himbeeren
- 1 Avocado
- 100 g Kokosraspeln
- 100 ml Mandelmilch, ungesüßt
- 300 ml Kokoswasser
- 2 EL Agavendicksaft
- 1 TL Vanilleextrakt
- eine Prise Zimt

Zubereitung:

Zunächst Heidelbeeren und Himbeeren waschen.

Die Avocado halbieren, den Stein entfernen und das Fruchtfleisch mit einem Löffel herauslösen.

Die Beeren, das Avocado Fruchtfleisch sowie die restlichen Zutaten in einen Mixer geben und pürieren.

Mandelpudding ~ 277 kcal

Zubereitungszeit: 20 Minuten ☺
Portionen: 4 Portionen
Schwierigkeit: leicht ☺

Zutaten:

- 800 ml Mandelmilch
- 4 EL Mandelblättchen
- 50 g Mandelmus
- ½ TL Vanillepuddingpulver
- 120 g Xylit

Zubereitung:

Zunächst die Mandelmilch zusammen mit dem Vanillepuddingpulver und dem Xylt in einen Topf geben und einmal kurz aufkochen.

Anschließend alles in eine Schüssel füllen und etwas abkühlen lassen.

Danach das Mandelmus zur Puddingmischung geben und verrühren, bis die Mischung eine cremige Konsistenz annimmt.

Zum Schluss die Mandelblättchen über den Pudding streuen.

Mango-Maracuja-Joghurt ~ 169 kcal

Zubereitungszeit: 10 Minuten ☺
Portionen: 2 Portionen
Schwierigkeit: leicht ☺

Zutaten:

- 1 Mango, reif
- 100 g Sojajoghurt
- 50 ml Maracujasaft
- 25 g Pistazien, gesalzen

Zubereitung:

Zuerst die Mango von ihrer Schale befreien und entkernen.

Anschließend das Fruchtfleisch der Mango, den Joghurt und den Saft in einen Mixer geben und pürieren.

Nun noch die Pistazien hacken und über den Joghurt streuen.

Rezepte für die Lutealphase

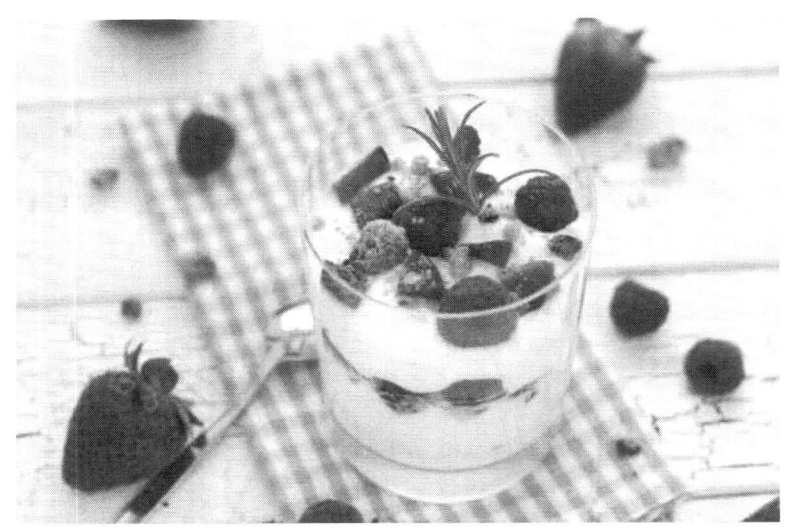

Nussmüsli ~ 419 kcal

Zubereitungszeit:	10 Minuten ☺
Portionen:	2 Portionen
Schwierigkeit:	leicht ☺

Zutaten:

- 4 EL Mandeln
- 4 EL Cashewnüsse
- 2 EL Paranusskerne
- 2 EL Granatapfelkerne
- 2 EL Rosinen
- 1 EL Hanfsamen
- 200 ml Mandelmilch

Zubereitung:

Zuerst Mandeln, Cashewnüsse und Paranusskerne grob hacken und in eine Schüssel geben.

Anschließend die Milch eingießen und das Müsli mit Granatapfelkernen, Rosinen und Hanfsamen garnieren.

Mandelporridge ~ 386 kcal

Zubereitungszeit:	25 Minuten ☺
Portionen:	1 Portion
Schwierigkeit:	leicht ☺

Zutaten:

- 300 ml Mandelmilch
- 50 g Haferflocken
- 2 TL Mandelbutter
- 1 TL Nussmus
- 100 g Obst nach Belieben
- 1 TL Zimt
- ½ TL Kurkuma
- ½ TL Ingwer, gehackt

Zubereitung:

Zunächst 1 TL Butter in einem Topf erhitzen und die Gewürze darin anrösten. Mit der Mandelmilch ablöschen und die Haferflocken einrühren.

Alles für 5 Minuten garen, bis unter häufigem Rühren ein sämiger Brei entstanden ist. Den Topf vom Herd nehmen und den Brei zugedeckt für kurze Zeit quellen lassen.

In der Zwischenzeit das Obst waschen und in Stücke schneiden. Den zweiten TL Butter in einer Pfanne zerlassen und das Obst hineingeben.

Mit Zimt und Kardamom abschmecken und für 5 Minuten bei niedriger Wärmezufuhr köcheln lassen.

Das Porridge zusammen mit dem Obst und dem Nussmus anrichten und genießen.

Erdbeer-Joghurt Müsli ~ 269 kcal

Zubereitungszeit: 5 Minuten ☺
Portionen: 1 Portion
Schwierigkeit: leicht ☺

Zutaten:

- 4 EL Haferflocken
- 150 g Sojajoghurt, fettarm
- 150 g Erdbeeren
- 1 TL Sesam

Zubereitung:

Zuerst die Erdbeeren waschen, das Grün entfernen und in Scheiben schneiden.

Die Haferflocken zusammen mit dem Joghurt und den Erdbeeren auf einen Teller geben, vermengen und mit dem Sesam bestreuen.

Müsli mit Kiwi und Walnüssen ~ 243 kcal

Zubereitungszeit: 5 Minuten ☺
Portionen: 1 Portion
Schwierigkeit: leicht ☺

Zutaten:

- 3 EL Haferflocken
- 150 g Sojajoghurt
- 2 Kiwi
- 1 TL Walnüsse, gehackt
- Zimt

Zubereitung:

Als erstes die Kiwis schälen und in Scheiben schneiden.

Anschließend die Haferflocken in eine Schüssel geben und mit dem Joghurt verrühren.

Den Joghurt mit den Kiwi-Scheiben und den Walnüssen garnieren und mit dem Zimt würzen.

Früchtejoghurt ~ 135 kcal

Zubereitungszeit: 10 Minuten ☺
Portionen: 1 Portion
Schwierigkeit: leicht ☺

Zutaten:

- 150 g Joghurt, fettarm, 1,8 %
- 10 g Erdbeeren
- 10 g Johannisbeeren
- 10 g Heidelbeeren
- 1 EL Kokosraspeln

Zubereitung:

Johannisbeeren und Heidelbeeren waschen.

Die Erdbeeren waschen, das Grün entfernen und sie kleinschneiden.

Anschließend den Joghurt in eine Schüssel geben, die Beeren unterheben und mit den Kokosraspeln garnieren.

Bananen-Karottenbrei ~ 419 kcal

Zubereitungszeit: 10 Minuten ☺
Portionen: 1 Portion
Schwierigkeit: leicht ☺

Zutaten:

- 1 Banane
- 1 Karotte
- 1 Apfel
- 1 Handvoll Mandeln
- ein paar Rosinen

Zubereitung:

Zunächst die Banane schälen und in Scheiben schneiden.

Anschließend die Karotte schälen und zerkleinern.

Den Apfel schälen und in Würfel schneiden.

Nun alles zusammen in eine Schüssel geben, Mandeln und Rosinen hinzufügen und mit einem Stabmixer pürieren.

Kokos-Aprikosenporridge ~ 542 kcal

Zubereitungszeit: 15 Minuten ☺
Portionen: 2 Portionen
Schwierigkeit: leicht ☺

Zutaten:

- 120 g Hirse
- 150 g Kokosmilch
- 4 getrocknete Aprikosen
- 200 g Wasser
- 1 Apfel
- 2 EL Kokosflocken
- 2 EL Leinsamen
- 1 EL Sesam
- 1 Prise Zimt

Zubereitung:

Zunächst die Hirse gründlich mit Wasser abspülen und in einen Topf geben.

Mit Wasser und Kokosmilch auffüllen, Leinsamen und Sesam hinzufügen und zum Kochen bringen.

Währenddessen den Apfel schälen, entkernen und kleinschneiden.
Die Aprikose waschen, entsteinen und ebenfalls zerkleinern.
Apfel und Aprikose in den Topf geben und mitkochen.
Den Porridge für 5 Minuten ohne Deckel kochen lassen, die Wärmezufuhr reduzieren und alles bei geschlossenem Deckel quellen lassen.
Etwas Kokosmilch hinzufügen, falls der Porridge zu fest ist.

Mit Kokosflocken und Zimt garnieren.

Herzhafter Fruchtsalat ~ 113 kcal

Zubereitungszeit: 10 Minuten ☺
Portionen: 1 Portion
Schwierigkeit: leicht ☺

Zutaten:

- 30 g Honigmelone
- 30 g Ananas
- 30 g Mango
- ¼ Apfel
- 10 g Spinat
- 1 EL Reisessig
- 1 TL Kokosöl
- 1 EL Zitronenmelisse
- Sojasauce
- 1 Msp. Cayennepfeffer

Zubereitung:

Melone und Ananas schälen und in Stücke schneiden. Die Mango schälen, entkernen und ebenfalls stückeln.

Den Apfel schälen, entkernen und in Würfel schneiden. Den Spinat gut waschen und in mundgerechte Stücke schneiden.

Alles zusammen in eine Schüssel geben und vermengen.

Reisessig, Kokosöl, Zitronenmelisse, Sojasauce und Cayennepfeffer in ein Rührgefäß geben und vermengen.

Das Dressing über den Salat geben und servieren.

Pak Choi-Papaya-Salat ~ 186 kcal

Zubereitungszeit: 10 Minuten ☺
Portionen: 1 Portion
Schwierigkeit: leicht ☺

Zutaten:

- 50 g Pak Choi
- 30 g Papaya
- ½ Schalotte
- 1 Radieschen
- ¼ Paprika, gelb
- 1 EL Limettensaft
- 1 EL Sesamöl
- 1 EL Sesam, geröstet
- ½ TL Zucker

Zubereitung:

Den Pak Choi waschen und in mundgerechte Stücke schneiden. Die Papaya waschen und klein schneiden. Das Radieschen waschen und in Scheiben schneiden. Die Paprika waschen, entkernen und in Streifen schneiden.

Alles zusammen in eine Schüssel geben und vermengen.

Limettensaft, Sesamöl, Sesam und Zucker vermengen und das Dressing über den Salat geben.

Gartensalat ~ 196 kcal

Zubereitungszeit: 25 Minuten ☺
Portionen: 1 Portion
Schwierigkeit: leicht ☺

Zutaten:

- 100 g Eisbergsalat
- 1 Tomate
- ½ Paprika, gelb
- ¼ Salatgurke
- Rotweinessig
- 1 EL Olivenöl
- Kräuter nach Wahl, gehackt
- Pfeffer

Zubereitung:

Zunächst den Salat putzen und kleinschneiden. Die Tomate waschen und würfeln. Die Paprika waschen, entkernen und in Streifen schneiden. Die Gurke schälen und in Scheiben schneiden.

Alles zusammen in eine Salatschüssel geben.

Anschließend Rotweinessig, Olivenöl, Kräuter und Pfeffer in ein hohes Rührgefäß geben und hieraus ein Dressing herstellen.

Mit dem Dressing den Salat anmachen.

Sommersüppchen ~ 157 kcal

Zubereitungszeit: 15 Minuten ☺
Portionen: 1 Portion
Schwierigkeit: leicht ☺

Zutaten:

- 100 g grüner Spargel
- 2 Erdbeeren
- 1 Zwiebel
- 150 ml Gemüsebrühe
- 20 ml Weißwein
- 50 ml Hafermilch
- 1 Lorbeerblatt
- 1 Chilischote, rot
- Pfeffer

Zubereitung:

Zuerst den Spargel waschen und gegebenenfalls schälen. Anschließend in kleine Rauten schneiden. Die Zwiebel schälen, halbieren und hacken.

Anschließend den Weißwein in einen Topf geben und Spargel und Zwiebel hineingeben. Alles zum Kochen bringen.
Die Brühe eingießen und das Lorbeerblatt hineinlegen. Alles für 6 Minuten köcheln lassen.
Die Suppe mit Pfeffer abschmecken.
Vor dem Pürieren das Lorbeerblatt herausnehmen und die Hafermilch einrühren.
Nun noch die Erdbeeren waschen, den Strunk entfernen und halbieren. Die Chilischote hacken.
Erdbeeren und Chili in die Suppe geben und für weitere 2 Minuten bei niedriger Hitze köcheln lassen.
Die Suppe auf Tellern anrichten und genießen.

Bärlauch Suppe ~ 61 kcal

Zubereitungszeit: 10 Minuten ☺
Portionen: 1 Portion
Schwierigkeit: leicht ☺

Zutaten:

- 20 g Bärlauch
- 20 g Erbsen
- 150 ml Gemüsebrühe
- 50 ml Mandelmilch
- 1 Salbeiblatt
- 1 Prise Natron
- etwas Limettenabrieb
- Pfeffer

Zubereitung:

Zuerst den Bärlauch putzen und kleinschneiden. Diesen zusammen mit allen weiteren Zutaten in einen Topf geben und für 8 Minuten kochen.

Die Suppe zum Schluss pürieren und anrichten.

Ananas-Linsensuppe ~ 268 kcal

Zubereitungszeit: 15 Minuten ☺
Portionen: 1 Portion
Schwierigkeit: leicht ☺

Zutaten:

- 30 g rote Linsen, kochfertig
- 60 g Ananas
- 150 ml Gemüsebrühe
- ¼ Zucchini
- ½ Zwiebel
- 50 ml Sojajoghurt
- Saft einer halben Zitrone
- 1 TL Sesamöl
- 1 Prise Kümmel, gemahlen
- Pfeffer

Zubereitung:

Zunächst die Ananas schälen und in Stücke schneiden. Die Zucchini waschen und ebenfalls stückeln. Die Zwiebel schälen und fein hacken.

Anschließend Öl in einem Topf erhitzen und die Zwiebeln darin glasig dünsten. Mit dem Zitronensaft ablöschen und Linsen, Zucchini und Ananas hinzugeben.

Die Gemüsebrühe hineingießen und die Suppe für 6 Minuten köcheln lassen.

Zum Schluss mit Pfeffer und Kümmel würzen und mit einem Klecks Joghurt garniert servieren.

Tomatensuppe ~ 205 kcal

Zubereitungszeit:	15 Minuten ☺
Portionen:	1 Portion
Schwierigkeit:	leicht ☺

Zutaten:

- 150 g stückige Tomaten aus der Dose
- ½ Stange Staudensellerie
- ½ Zwiebel
- ½ Bund Basilikum
- 50 ml Gemüsebrühe
- 1 TL Tomatenmark
- 1 TL Olivenöl
- 1 EL Balsamicoessig
- 1 Msp. Paprikapulver
- Pfeffer

Zubereitung:

Zunächst die Zwiebel schälen, halbieren und hacken. Den Sellerie waschen und in kleine Stücke schneiden.

Im Anschluss das Öl in einem Topf erhitzen und Zwiebeln und Sellerie darin andünsten. Mit dem Paprikapulver würzen und mit Balsamico ablöschen.

Die stückigen Tomaten hinzugeben und mit Gemüsebrühe aufgießen.

Dann die Suppe für 6 Minuten kochen lassen und zum Schluss mit Pfeffer abschmecken.

Nun das Basilikum hacken und in die Suppe geben. Für weitere 2 Minuten köcheln lassen, auf Tellern anrichten und servieren.

Wraps mit Spargel-Schinken-Füllung ~ 600 kcal

Zubereitungszeit: 15 Minuten ☺
Portionen: 8 Portionen
Schwierigkeit: mittel ☺

Zutaten:

- 500 g Spargel, weiß
- 8 Tortillas
- 100 g Mayonnaise
- 8 Scheiben gekochter Schinken
- 30 g Rucola
- 250 g Crème fraiche

Zubereitung:

Zuerst den Spargel schälen und in einem Topf mit Wasser bissfest kochen.

Anschließend abgießen und abkühlen lassen.

Währenddessen den Rucola waschen und trocknen.

Die Mayonnaise mit der Crème fraiche vermengen und die Tortillas im Ofen erwärmen.

Nun die Tortillas mit der Mayonnaise-Creme bestreichen und Rucola, Schinken und Spargel darauf verteilen. Die Tortillas aufrollen und am unteren Ende zusammenklappen.

Tomaten-Brokkoli-Auflauf ~ 153 kcal

Zubereitungszeit:	30 Minuten ☺
Portionen:	4 Portionen
Schwierigkeit:	mittel ☺

Zutaten:

- 500 g Brokkoli
- 5 Tomaten
- 25 g Margarine
- 1 Prise Hefeflocken
- 2 EL Mehl
- 500 ml Sojamilch

Zubereitung:

Zunächst den Brokkoli waschen und in Röschen teilen. In einen Topf mit gesalzenem Wasser geben und bissfest garen.

Währenddessen die Tomaten waschen und in Scheiben schneiden.

Brokkoli abgießen und mit den Tomaten abwechselnd in eine Auflaufform schichten.

Nun 1 TL Margarine in einem Topf zum Schmelzen bringen, das Mehl einrieseln lassen und umrühren. Die Wärmezufuhr verringern und nach und nach die Sojamilch eingießen. Alles gut verrühren, bis die Masse eingedickt ist.

Die Sauce über dem Auflauf verteilen. Die restliche Margarine und die Hefeflocken darüber geben und für 10 Minuten bei 200° C backen.

Erbsenpüree mit Paprikastreifen ~ 326 kcal

Zubereitungszeit: 30 Minuten ☺
Portionen: 4 Portionen
Schwierigkeit: mittel ☺

Zutaten:

- 2 Paprikaschoten, rot und gelb
- 2 Schalotten
- 500 g Erbsen, TK
- 50 g Margarine
- 1 Limette
- 3 EL Olivenöl
- 2 EL Sojasahne
- 3 Zweige Minze
- 1 EL Kräuter de Provence
- Pfeffer

Zubereitung:

Zunächst die Paprikaschoten waschen, die Kerne entfernen und in Streifen schneiden. Die Schalotten schälen und würfeln. Die Limette halbieren und den Saft auspressen. Die Minze säubern und fein hacken.
Nun Olivenöl in eine Pfanne geben, erhitzen und die Paprikastreifen für 5 Minuten anrösten.
Anschließend die Margarine in einem Topf zerlassen und die Schalotten glasig dünsten.
Erbsen, Limettensaft und Sojasahne in den Topf füllen und alles gut miteinander vermischen.
Zugedeckt bei mittlerer Wärmezufuhr für 10 Minuten garen. Mit Minze, Kräuter de Provence und Pfeffer würzen und weiter garen lassen.
Den Topfinhalt mi dem Stabmixer pürieren. Das Erbsenpüree auf vier Teller verteilen und mit der Paprika garnieren.

Süßkartoffel-Mangold-Curry ~ 588 kcal

Zubereitungszeit: 20 Minuten ☺
Portionen: 3 Portionen
Schwierigkeit: mittel ☺

Zutaten:

- 400 g Süßkartoffeln
- 400 ml Kokosmilch, fettreduziert
- 350 g Mangold
- 150 g Möhren
- 3 EL Pflanzencreme
- 1 EL Erdnussmus
- 2 TL rote Currypaste
- Pfeffer

Zubereitung:

Als erstes die Süßkartoffeln schälen und in Würfel schneiden. Die Schale der Möhren mit einem Sparschäler entfernen und in Scheiben schneiden. Den Mangold putzen, den Strunk heraustrennen und diesen in Streifen schneiden.

Die Pflanzencreme in einer Pfanne zerlassen und Möhren und Mangoldstreifen darin anbraten.
Anschließend die Süßkartoffelwürfel hineingeben und nochmals für 2 Minuten braten.
Die Currypaste ebenfalls in die Pfanne geben und anschwitzen.
Mit der Kokosmilch ablöschen und alles aufkochen lassen.
Währenddessen die Mangoldblätter ebenfalls in Streifen schneiden und in die Pfanne geben. Bei mittlerer Wärmezufuhr und geschlossenem Deckel für 10 Minuten garen. Gelegentlich umrühren.
Zum Schluss das Erdnussmus einrühren und alles mit Pfeffer abschmecken.

Kürbis-Weißkohl-Eintopf Curry ~ 353 kcal

Zubereitungszeit: 30 Minuten ☺
Portionen: 2 Portionen
Schwierigkeit: mittel ☺

Zutaten:

- ¼ Kürbis
- ½ Weißkohl
- 1 Handvoll Rosinen
- 2 EL Kürbiskerne
- 2 EL Olivenöl
- 1 Tasse Wasser
- 1 EL Kümmel
- 1 TL Zimt

Zubereitung:

Zuerst die äußeren Blätter des Weißkohls entfernen und den Rest in Streifen schneiden. Den Kürbis entkernen und kleinschneiden.

Danach 1 EL Öl in einer Pfanne erhitzen und bei mittlerer Wärmezufuhr Zimt und Kümmel darin anrösten.

Anschließend Weißkohl, Rosinen und Kürbis hineingeben, vermengen und anbraten. Mit dem Wasser ablöschen und bei niedriger Wärmezufuhr und geschlossenem Deckel für 20 Minuten garen lassen. Dabei gelegentlich umrühren.

Zum Schluss den Eintopf auf Tellern anrichten, mit dem restlichen Olivenöl beträufeln und mit den Kürbiskernen garnieren.

Linsen-Spinat-Pfanne ~ 355 kcal

Zubereitungszeit: 30 Minuten ☺
Portionen: 2 Portionen
Schwierigkeit: mittel ☺

Zutaten:

- 500 g Spinat
- 50 g Belugalinsen
- 300 ml Wasser
- 1 Paprika, rot, gewürfelt
- ½ grüne Chilischote, in kleine Ringe geschnitten
- 1 Zwiebel, gewürfelt
- 1 TL grünes Masalum
- 1 EL Olivenöl

Zubereitung:

Zunächst den Spinat putzen. Den Spinat in einem Topf mit Wasser für 5 Minuten kochen.

Anschließend das Masalum hinzugeben und mit einem Stabmixer pürieren.

Das Öl in einer Pfanne erhitzen und die Zwiebeln darin glasig andünsten. Linsen und Chili hinzugeben und mit Wasser ablöschen. Alles für 20 Minuten bei mittlerer Wärmezufuhr garen lassen und danach den Spinat hinzugeben. Nochmal kurz aufkochen lassen.

Die Linsen-Spinat-Pfanne mit den Paprikawürfeln garnieren und servieren.

Gewürzte Nüsse ~ 347 kcal

Zubereitungszeit: 25 Minuten ☺
Portionen: 4 Portionen
Schwierigkeit: mittel ☺

Zutaten:

- 100 g Mandeln
- 100 g Cashewkerne
- 1 EL Sesam
- 1 EL Agavendicksaft
- 1 EL Sojasauce
- Paprikapulver, rosenscharf
- Kurkuma
- Salz und Pfeffer

Zubereitung:

Zunächst ein Backblech mit Backpapier auslegen und den Backofen auf 180° C vorheizen.

In der Zwischenzeit alle Zutaten in eine Schüssel geben und gut vermengen.

Diese Mischung auf dem Backblech verteilen und zunächst für 10 Minuten backen.

Nach 10 Minuten die Mischung durchmengen und nochmals für weitere 10 Minuten fertig backen.

Aubergine mit Sonnenblumenkerndip ~ 447 kcal

Zubereitungszeit: 30 Minuten ☺
Portionen: 2 Portionen
Schwierigkeit: leicht ☺

Zutaten:

- 1 kleine Aubergine
- 100 g Sonnenblumenkerne
- 125 ml Wasser
- 2 EL Olivenöl
- 1 EL Zitronensaft
- eine Prise Pfeffer
- eine Prise Knoblauchpulver
- Pfeffer

Zubereitung:

Zunächst die Aubergine waschen und in Scheiben schneiden.

Anschließend den Zitronensaft mit Wasser mischen und die Scheiben darin für 10 Minuten maririeren.

Ein Backblech mit Backpapier auslegen und die Scheiben darauf verteilen.

Im Backofen bei 180°C für 15 Minuten backen.

Währenddessen Sonnenblumenkerne, Olivenöl, Knoblauchpulver und Pfeffer in einen Mixer geben und pürieren.

Die Auberginenscheiben mit dem Dip anrichten und servieren.

Süße Bruschetta ~ 139 kcal

Zubereitungszeit: 15 Minuten ☺
Portionen: 3 Portionen
Schwierigkeit: leicht ☺

Zutaten:

- 3 Scheiben Ciabatta
- ½ Nektarine
- ¼ Avocado
- ½ Zwiebel
- 1 EL Walnussöl
- 1 Spritzer Limettensaft
- 1 Blatt Salbei, gehackt
- 1 TL Schnittlauch
- Salz und Pfeffer

Zubereitung:

Als erstes die Zwiebel schälen, halbieren und würfeln. Den Schnittlauch putzen und in Ringe schneiden. Das Fruchtfleisch mit einem Löffel aus der Avocado herauslösen. Die Nektarine würfeln.

Anschließend das Ciabatta mit Walnussöl einstreichen und in einer Pfanne von beiden Seiten anrösten.

Danach die Zwiebeln zusammen mit Schnittlauch, Nektarine, Avocado, Salbei und Limettensaft vermengen und mit Salz und Pfeffer abschmecken.

Die Mischung auf die Brote geben.

Rohkost mit Zaziki-Dip ~ 119 kcal

Zubereitungszeit: 15 Minuten ☺
Portionen: 1 Portion
Schwierigkeit: leicht ☺

Zutaten:

- ½ Paprika, rot
- ½ Möhre
- 100 g Sojajoghurt
- ¼ Salatgurke
- 1 Knoblauchzehe
- 1 EL Petersilie, gehackt
- 1 TL Kerbel, gehackt
- 1 TL Zitronensaft
- eine Prise Vanillezucker
- Pfeffer

Zubereitung:

Die Möhre schälen und in Scheiben schneiden. Die Paprika waschen, entkernen und in Streifen schneiden. Die Gurke waschen und raspeln. Den Knoblauch schälen und fein hacken.

Anschließend den Sojajoghurt in eine Schüssel geben und Knoblauch und Gurke hineinrühren.

Zitronensaft, Petersilie, Kerbel und Vanillezucker ebenfalls unterrühren und mit Pfeffer abschmecken.

Die Rohkost zusammen mit dem Dip anrichten und genießen.

Sommerliches Carpaccio ~ 130 kcal

Zubereitungszeit: 10 Minuten ☺
Portionen: 2 Portionen
Schwierigkeit: leicht ☺

Zutaten:

- ½ Ananas
- 2 TL Agavendicksaft
- ½ Becher Sojajoghurt
- 2 TL Mandeln, gerieben

Zubereitung:

Als erstes wird die Ananas geschält, der Strunk entfernt und das Fruchtfleisch in dünne Scheiben geschnitten. Diese Scheiben auf einem Teller fächerförmig anrichten.

Den Joghurt über der Ananas verteilen, mit Agavendicksaft beträufeln und mit den Mandeln bestreuen.

Banane im Schokomantel ~ 269 kcal

Zubereitungszeit: 30 Minuten ☺
Portionen: 10 Portionen
Schwierigkeit: leicht ☺

Zutaten:

- 10 Bananen
- 300 g Zartbitterschokolade
- 2 EL Cranberrys
- 1 EL Kokosblütenzucker
- 2 EL Cashewkerne
- 1 TL Limettensaft
- eine Prise Vanille
- eine Prise Zimt
- 10 Holzstächen

Zubereitung:

Als erstes die Schokolade hacken und in eine Schüssel geben.

Wasser in einen Topf geben und die Schüssel hineinstellen. Die Schokolade über dem Wasserbad schmelzen lassen und die Gewürze untermischen.

Währenddessen die Bananen schälen und auf die Holzstäbchen spießen.

Die Cashewkerne hacken. Ebenso die Cranberrys und beides mit dem Zucker und dem Limettensaft vermengen.

Danach die Bananen in die geschmolzene Schokolade tunken und in der Nussmischung wälzen.
Zum Schluss die Bananen für 20 Minuten in den Kühlschrank stellen, damit die Schokolade trocknen kann.

Milchreis ~ 497 kcal

Zubereitungszeit: 30 Minuten ☺
Portionen: 2 Portionen
Schwierigkeit: mittel ☺

Zutaten:

- 150 g Milchreis
- 700 ml Sojamilch
- 100 g Erdbeeren
- 100 g Brombeeren
- 100 g Himbeeren
- 2 EL Kokosblütenzucker
- eine Prise Salz
- eine Prise Zimt

Zubereitung:

Zuerst die Sojamilch und etwas Salz in einen Topf geben und den Reis unter Rühren darin kochen.

In der Zwischenzeit die Beeren waschen und halbieren.

Anschließend den Zucker in einen zweiten Topf geben, Zimt und Beeren hinzufügen und alles erhitzen.

Die warmen Beeren über den Milchreis geben und genießen.

Nicecream ~ 72 kcal

Zubereitungszeit: 10 Minuten ☺
Portionen: 2 Portionen
Schwierigkeit: leicht ☺

Zutaten:

- 1 Banane, in Scheiben, gefroren
- 100 g Brombeeren, gefroren
- 1 EL Agavendicksaft

Zubereitung:

Als erstes die Banane und die Brombeeren zusammen in einen Mixer geben und pürieren. Mit Agavendicksaft süßen und in Schälchen angerichtet servieren.

Das funktioniert auch mit vielen anderen Obstsorten.

Gebratene Banane ~ 210 kcal

Zubereitungszeit: 10 Minuten ☺
Portionen: 2 Portionen
Schwierigkeit: leicht ☺

Zutaten:

- 2 Bananen
- 1 EL Ahornsirup
- 2 EL Chiasamen
- 1 EL Paniermehl
- eine Prise Zimt
- eine Prise Vanillepulver
- 1 EL Kokosöl

Zubereitung:

Zunächst die Bananen schälen, halbieren und mit Ahornsirup einstreichen.

Anschließend die Chiasamen in eine Schale geben und mit Paniermehl, Zimt und Vanillepulver vermengen.

Danach die Bananen in die Mischung legen und gut darin wälzen.

Nun das Öl in einer Pfanne erhitzen und die Bananen darin von allen Seiten anbraten.

Die gebratenen Bananen auf Tellern anrichten, mit Chiasamen bestreuen und genießen.

Erdnusstoast mit Heidelbeeren ~ 172 kcal

Zubereitungszeit: **10 Minuten** ☺
Portionen: **2 Portionen**
Schwierigkeit: **leicht** ☺

Zutaten:

- 2 Scheiben Toastbrot
- 2 EL Erdnussbutter
- 50 g Heidelbeeren
- 1 EL Kokosöl

Zubereitung:

Zunächst die Brote mit der Erdnussbutter beschmieren.

Im Anschluss die Heidelbeeren waschen und ebenfalls auf die Brote damit belegen.

Nun das Öl in einer Pfanne erhitzen und die Toastbrote darin anbraten.

Brownies ~ 111 kcal

Zubereitungszeit: 25 Minuten ☺
Portionen: 12 Portionen
Schwierigkeit: leicht ☺

Zutaten:

- 125 g dunkles Mandelmus
- 25 g Zartbitterschokolade
- 25 g Kakaopulver
- 3 Bananen
- etwas Margarine

Zubereitung:

Zunächst die Bananen schälen und in Stücke schneiden. Die Schokolade ebenfalls stückeln.

Anschließend Bananen und Schokolade zusammen mit Mandelmus und Kakaopulver in eine Schüssel geben und mit dem Handrührgerät verkneten.

Eine Brownie-Form einfetten und den Teig einfüllen.

Für 20 Minuten bei 160°C backen.

Himbeer-Bananen-Eis ~ 128 kcal

Zubereitungszeit: 5 Minuten ☺
Portionen: 2 Portionen
Schwierigkeit: leicht ☺

Zutaten:

- 250 g Himbeeren, gefroren
- 1 Banane
- 4 Datteln, entsteint

Zubereitung:

Die Banane schälen und in Scheiben schneiden.

Die Datteln kleinschneiden.

Banane und Datteln zusammen mit den Himbeeren in einen Mixer geben und pürieren.

Das Himbeer-Bananen-Eis sofort servieren.

Himbeeren und Bananen können auch gegen anderes Obst ausgetauscht werden.

Bananenpudding mit Cashew Püree ~ 472 kcal

Zubereitungszeit: 15 Minuten ☺
Portionen: 4 Portionen
Schwierigkeit: leicht ☺

Zutaten:

- 3 Bananen
- 300 g Erdbeeren
- 1 Avocado
- 150 g Cashewkerne
- 5 EL Kakaopulver
- 2 EL Wasser + 100 ml Wasser
- ½ TL Vanilleextrakt
- 2 TL Agavendicksaft

Zubereitung:

Die Banane schälen und in Scheiben schneiden.

Die Avocado halbieren, den Stein entfernen, das Fruchtfleisch mit einem Löffel herauslösen und kleinschneiden.

Banane und Avocado zusammen mit dem Kakao, Vanilleextrakt, Wasser und 1 TL Agavendicksaft im Mixer pürieren und in 4 Schälchen füllen.

Nun die Cashewkerne zusammen mit Wasser und 1 TL Agavendicksaft ebenfalls in den Mixer geben und pürieren.

Die Erdbeeren waschen, das Grün entfernen, das Fruchtfleisch vierteln.

Den Bananenpudding mit den Erdbeeren und dem Cashew Püree garnieren.

Schlusswort

Vielen Dank für eure Aufmerksamkeit, ich hoffe, dass euch mein Ratgeber & Kochbuch weitergeholfen hat und ich euch mit einigen neuen Rezepten inspirieren und für einen gesünderen Lebensstil begeistern konnte.

Ich wünsche euch alles Gute und ganz viel Erfolg bei der Umsetzung meiner Tipps und Rezepte, vor allen Dingen viel Freude an den ein oder anderen neu entdeckten Lebensmitteln.

Falls euch das Buch gefallen hat, würde ich mich über eine positive Rezension auf Amazon sehr freuen!

Wenn ihr auf der Suche nach weiteren Büchern Rund um das Thema Ernährung in den Bereichen Intervallfasten 16/8, Schilddrüsenfehlfunktion (Hashimoto), Lipödem (Fettverteilungsstörung), Diabetes bei Frauen seid oder einfach Lust auf viele weitere leckere Rezepte unter anderem auch vegan und vegetarisch seid, dann schaut doch gerne auf meinem Amazon Account vorbei.

https://amzn.to/2VPCny1

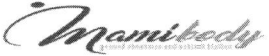

Auf den folgenden Seiten findet ihr meine Bücher mit den einzelnen Links, falls ihr Interesse habt, klickt einfach auf diesen.

Eine gesunde, abwechslungsreiche und vor allem nähr- und vitalstoffreiche Ernährungsweise ist die absolute Basis für mehr Gesundheit und Wohlbefinden.

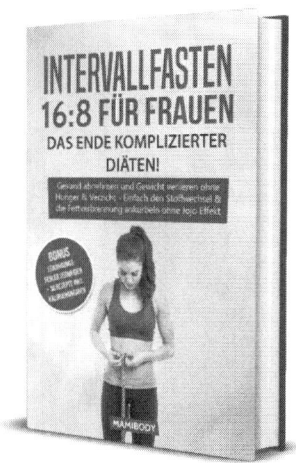

https://amzn.to/2DbJzhq

Intervallfasten 16:8 für Frauen – Das Ende komplizierter Diäten

Dieser Ratgeber rund um das Thema Intervallfasten nach der 16:8 Methode wurde speziell für Frauen verfasst

Die Inhalte im Überblick:

- Grundlagen des Intervallfastens
- Auswirkungen des Intervallfastens auf den Körper
- Wie das Intervallfasten funktioniert
- Fehler beim Intervallfasten
- Kombination mit anderen Diäten
- Tipps um Heißhunger zu vermeiden
- die wichtigsten Fragen und Antworten zum Intervallfasten
- Ernährungsfehler vermeiden und das Wunschgewicht halten
- 30 Rezept- und Snackideen herzhaft und süß

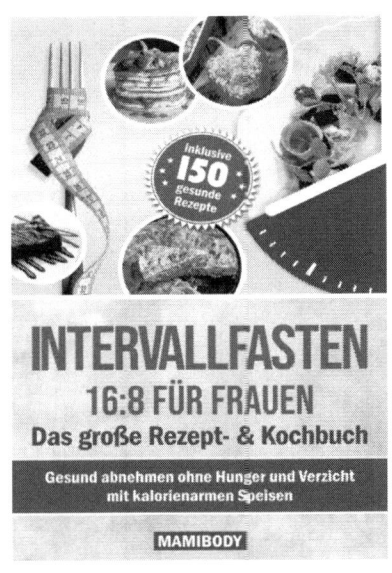

https://amzn.to/2AzR3Ke

Intervallfasten 16:8 für Frauen – Das große Rezept- & Kochbuch

Dieses große Koch- und Rezeptbuch eignet sich perfekt für alle, die auf der Suche nach leckeren und gesunden Rezepten sind für die Ernährungsform des Intervallfastens.
Mit diesen kalorienarmen Speisen könnt ihr euren Stoffwechsel & die Fettverbrennung perfekt ankurbeln

Die Inhalte im Überblick:

- Grundlagen des Intervallfastens
- 150 gesunde Rezepte aus den Bereichen
Frühstücks- und Snackideen herzhaft und süß
Mittag- und Abendessen vegetarisch oder mit Fleisch
Dessert und Nachspeise
- alle Rezepte inkl. Kalorien- & Nährwertangaben

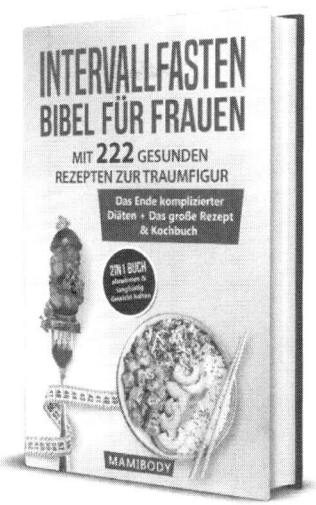

https://amzn.to/38GOD9n

Intervallfasten Bibel für Frauen – mit 222 gesunden Rezepten zur Traumfigur

Dies ist das 2in1 Buch aus den beiden Werken „Das Ende komplizierter Diäten + Das große Rezept- und Kochbuch". Hierin finden sich alle wichtigen Tipps und Rezepte um abzunehmen und langfristig Gewicht zu verlieren als Zusammenfassung.

Die Inhalte im Überblick:

- Bundle Buch „2in1" aus den beiden Büchern „Intervallfasten 16/8 für Frauen – Das Ende komplizierter Diäten" & „Intervallfasten 16:8 für Frauen – Das große Rezept- & Kochbuch"
- inkl. 222 leckeren und gesunden Rezepten zum nach kochen

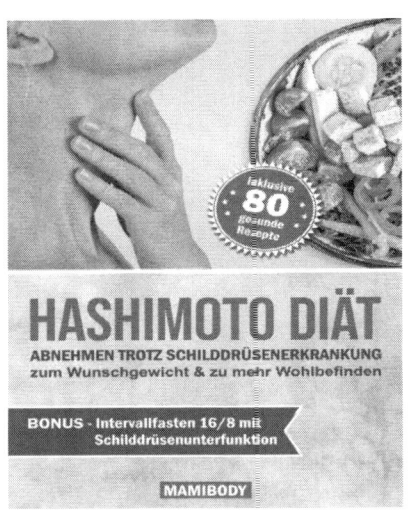

https://amzn.to/2AwHmfB

Hashimoto Diät – Abnehmen trotz Schilddrüsenerkrankung zum Wunschgewicht & zu mehr Wohlbefinden

Um alles rund um das Thema Hashimoto (Schilddrüsenerkrankung) geht es in diesem Ratgeber. Viele Rezepte um Gewicht zu verlieren, Nährstoffmängel zu beseitigen und den Darm zu regulieren.

Die Inhalte im Überblick:

- Symptome und Krankheitsver auf
- Wie das Abnehmen trotz Schilddrüsenunterfunktion klappt
- Ernährung bei Hashimoto-Thyreoiditis inkl. 80 gesunde Rezepte (Vorspeisen, Salate, Smoothies & Shakes, Frühstück & Süßspeisen, Suppen & Eintöpfe, Hauptgerichte mit Fleisch und vegetarisch)
- Bonus: Intervallfasten 16:8 mit Schilddrüsenunterfunktion

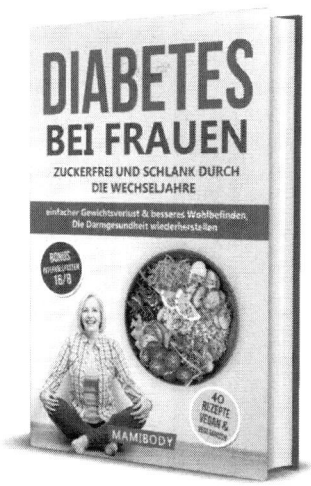

https://amzn.to/2ZCYc4W

Diabetes bei Frauen – Zuckerfrei und Schlank durch die Wechseljahre

In diesem Ratgeber wird neben veganen und vegetarischen Rezepten vorrangig das Thema Diabetes in den Wechseljahren, der Weg aus der Zuckerkrankheit in Kombination mit der Gewichtsabnahme in der Menopause behandelt.

Die Inhalte im Überblick:

- Einfluss von Diabetes auf die Wechseljahre
- Blutzucker und Hormone im Alter
- Übergewicht als Folge in den Wechseljahren
- richtig Abnehmen ohne Jo-Jo-Effekt
- Bonus: Intervallfasten 16:8 in den Wechseljahren
- 40 gesunde vegane und vegetarische Rezepte

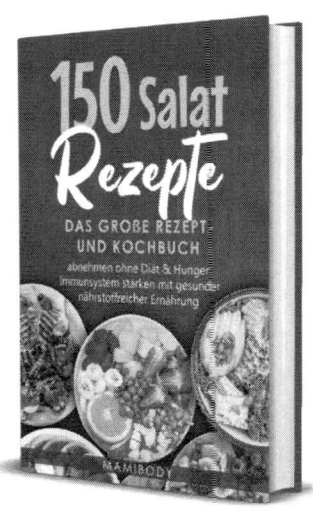

https://amzn.to/31LcXp1

**150 Salat Rezepte: das große Rezept- und Kochbuch
Abnehmen ohne Diät und Hunger**

In diesem großen Rezept- & Kochbuch dreht sich alles um leckere, frische und bunte Salate in allen Variationen, zusätzlich dazu sind verschiedene Obstsalate sowie Dressings beinhaltet.

Die Inhalte im Überblick:

- die wichtigsten Fakten Rund um Salat
- Tipps für den Besten Salat
- 150 Salat Rezepte inkl. Kalorienangaben aus den Bereichen vegan, vegetarisch, mit Fleisch & Fisch, Obstsalate und Salatdressings

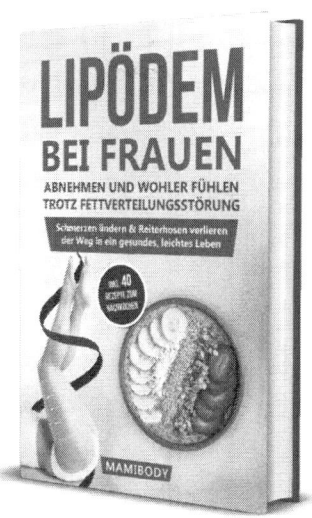

https://amzn.to/2Dc4np3

Lipödem bei Frauen: abnehmen und wohler fühlen trotz Fettverteilungsstörung

Schmerzen lindern & Reiterhosen verlieren, der Weg in ein gesundes, leichtes Leben wird in diesem Ratgeber beschrieben. Zusätzlich dazu gibt es leckere Rezepte zum Nachkochen

Die Inhalte im Überblick:

- Grundlagen der Krankheit
- Sport und Bewegung mit Lipödem
- die Besten Ernährungsformen und Ernährungstipps bei einem Lipödem
- 40 leckere Rezepte – Suppen, Fleisch- & Fischgerichte, Süßspeisen

Rechtliches

Impressum

wird vertreten durch

Silke Richter
Silberbuck 7
79189 Bad Krozingen
Deutschland

Copyright © 2019 Mamibody, 2.Auflage
Alle Rechte vorbehalten

Disclaimer:

Printed in Poland
by Amazon Fulfilment
Poland Sp. z o.o., Wrocław

68668298R00120